广西民族大学教材建设基金出版资助

瑜伽理疗

陈支越　著

U0293750

人民体育出版社

图书在版编目（CIP）数据

瑜伽理疗 / 陈支越著 . -- 北京：人民体育出版社，
2021（2021.7 重印）

ISBN 978-7-5009-5787-4

Ⅰ.①瑜… Ⅱ.①陈… Ⅲ.①瑜伽—基本知识 Ⅳ.
① R793.51

中国版本图书馆 CIP 数据核字 (2020) 第 066115 号

*

人 民 体 育 出 版 社 出 版 发 行
北 京 建 宏 印 刷 有 限 公 司 印 刷
新 华 书 店 经 销

*

787×1092　16 开本　11.25 印张　200 千字
2021 年 1 月第 1 版　2021 年 7 月第 2 次印刷

*

ISBN 978-7-5009-5787-4
定价：55.00 元

社址：北京市东城区体育馆路 8 号（天坛公园东门）

电话：67151482（发行部）　　邮编：100061

传真：67151483　　　　　　　邮购：67118491

网址：www.sportspublish.cn

（购买本社图书，如遇有缺损页可与邮购部联系）

前　言
FOREWORD

2014 年，我在拍摄《健康瑜伽双语课程》精品视频公开课过程中思考一个问题，高校的瑜伽教学不应该只限制于学校的健康教育，瑜伽更应该得到社会更多人的认知、了解和接受，瑜伽更应该服务于社会，以实现国民大健康。写此书的想法应运而生，我将多年教学经验整理成此书，分享给大家。希望能指导和帮助更多的瑜伽教练员，正确运用瑜伽理疗方法指导患者，服务更多的人。

本书可作为瑜伽教练员针对亚健康问题进行的瑜伽理疗小班或私教课的教学实践性应用书籍。同时，也适合有一定瑜伽基础的学员自我习练。

我从八岁开始接触体育，从业余体校到大学体育生再到大学体育老师，运动是我的职业和生命。和大多数体育人[1]一样，运动损伤不可避免。我的膝关节受损于 2006 年的一次气排球比赛，右膝关节跪地接球，导致右侧半月板三度损伤，经过三年的调整（这期间我开始接触瑜伽，这时的瑜伽习练只为了能坚持锻炼身体），原以为只要不做剧烈运动膝关节就可以修复，待到膝关节稍有好转，我又参加各种好玩的球类对抗性运动，但是只要有跑、跳动

---

[1]体育人：从事体育运动的专业运动员、教练员、体育教育工作者、体育研究人员等。

作，膝关节就会水肿疼痛，甚至站立 5 分钟也会导致膝关节水肿。2008 年冬天，我不得不进行关节镜手术，我最初的美好愿望是手术后我就可以像以前一样生龙活虎地参加各种运动，然而，事与愿违，手术后的膝关节面就如一张薄薄的脆弱的纸片，当运动产生摩擦时，半月板无法再生润滑剂，加上年龄问题，膝关节再不可能回到以前那样，可以活蹦乱跳。一切有弹跳的动作都会导致膝关节水肿，我只好告别挚爱的球类运动，全身心地接受瑜伽，瑜伽成了我运动生命的最后一根稻草。

我最初习练瑜伽时购买了大量的 DVD 影碟，同时，住在美国西雅图的朋友 Kuit Jinning 给我邮寄大量的瑜伽、普拉提视频，这样的习练我坚持了三年。然而，由于没有掌握正确的瑜伽习练方式，我的腰椎、颈椎、肩带甚至肘关节都先后出现损伤问题，我不得不重新审视我的瑜伽学习方式。瑜伽和所有运动一样都是一把双刃剑，正确运用它，它会带来健康和修复，否则，适得其反。在后来的近十年中我坚持每年外出进修、学习和培训，由于自身的多处伤痛，我不断地进行自我修复，加上多年探索，并将自我修复的经验运用于教学中，我总结出一系列不同关节疼痛的瑜伽理疗方法分享给大家。

瑜伽教学的道路上，有成功的喜悦，也有失败的教训。当下的网络视频层出不穷，我不建议广大瑜伽爱好者盲目地跟着网上视频习练，因为每个人的基础和身体问题都不尽相同，网络视频不能针对个人问题量身定制合适的瑜伽理疗手段。而作为一个有责任心、有爱心的瑜伽理疗教练，必须对每一个求助者进行详细询问，全面了解患者的生活环境、生活习惯、工作职业、年龄和生育问题，以及性格、爱好等情况，再对其进行身体评估，与其商量出合适的瑜伽理疗计划。在计划实施过程中，每次课前都要询问患者的身体变化，观察其情绪。这些信息对一个瑜伽理疗教练极其重要，它们可以帮助教练了解具体情况，并及时调整授课内容。

这里要特别说明一下，本书的解剖学部分只进行简单的介绍，本书的重点是介绍瑜伽对身体各部位出现的不同问题进行理疗和修复。我们知道一本书的编写不可能满足所有人的需求，也不可能针对所有患者的问题阐述所有的瑜伽动作，对于瑜伽理疗的教练们而言，这本书中的理疗方法很实用，我希望这本书中讲的内容对每一个读者都有所帮助，请将此书分享给您的朋友，由于写作时间有点仓促，如有疏漏，敬请提出建议，以便更正。

本书分为六个章节。第一章从膝关节问题进行编写，为什么先从膝关节问题讲起，因为膝关节问题最复杂且难以治疗。在瑜伽习练中，如果习练不当，膝关节也是一个易受伤的关节。瑜伽中容易使膝关节损伤的动作很多，包括盘腿系列、屈膝系列、跪姿系列等动作。在本章中，我将这些常用动作的正确习练方法编写出来，以便读者在后面的几章中能更好地学习和理解。

第一章从膝关节问题开始，第二章为腰椎问题，第三章为髋关节和骨盆问题，第四章为脊柱侧弯问题。把脊柱侧弯放在髋关节和骨盆后面，因为脊柱侧弯一部分是因为遗传，一部分是少儿时期不正确的坐姿或站姿引起的，还有一部分是骨盆不正位引起的，事实上骨盆调整与脊柱调整是一个整体。第五章和第六章分别为颈椎和肩带，这两章中瑜伽理疗方法前半部分激活脊柱手段基本相同。脊柱是一个整体，颈椎问题往往伴随肩带问题一起出现。在阅读本书之前，我们先要正确地理解，瑜伽习练的目的是什么？瑜伽习练更多是为了预防损伤，瑜伽理疗是在瑜伽理疗教练员的指导下，进行正确的练习，达到自我疗愈的过程。事实上，瑜伽对内脏器官问题作用不大，瑜伽习练更多的是对肌肉、骨骼层面的改善。必须明白瑜伽并非万能，不是什么都能治疗，错误的练习不仅不会帮助肌肉和关节修复，反而使之受伤，例如，不正确的弓式练习会引起腰疼、腰肌劳损等。因此，正确练习可以提高身体肌肉力量，保护关节和预防受伤。

本书能顺利完成，首先要感谢的是我的儿子伍培燊，他的包容、独立和努力学习，让我有更多的时间潜心于瑜伽教学和研究。

在漫长的构思、写作、拍摄、编辑中，如果没有才华横溢、虚心好学的学生们的支持和帮助，本书也无法完成。本书图片拍摄过程中，瑜伽动作示范由我的学生刘少兰、蒙永香、黄秋杏、吴思荣、黄绪乐、陈明树、梁金宇、严振东等共同协助完成。摄影师高伶老师付出大量时间与我们商讨并帮助完成拍摄工作。在文字整理上得到了我的学生何芬、刘少兰、韦冬梅的帮助。学生韦莹娜完成了图片的处理工作，除此之外，我的同事蒋心萍教授给予了解剖学书籍上的支持。在此由衷感谢你们！

目 录
CONTENTS

第一章 膝关节 ………………………………………………… 001

第一节 膝关节的解剖特点 ……………………………… 002

一、膝关节的结构 ……………………………… 002

二、膝关节的整体运动 ………………………… 013

三、膝关节损伤的因素 ………………………… 014

第二节 膝关节的瑜伽理疗 ……………………………… 016

一、瑜伽动作分析 ……………………………… 016

二、瑜伽理疗方法与手段 ……………………… 039

本章小结 ……………………………………………… 052

第二章 腰椎 ……………………………………………………… 053

第一节 腰椎的解剖特点 ………………………………… 053

一、腰椎的结构 ………………………………… 053

二、腰椎的运动 ………………………………… 060

三、腰椎损伤的因素 …………………………… 060

第二节　腰椎的瑜伽理疗 ……………………………………… 061

　　一、瑜伽动作分析 …………………………………………… 061

　　二、瑜伽理疗方法与手段 …………………………………… 062

本章小结 ………………………………………………………… 074

第三章　髋关节和骨盆 …………………………………… 076

第一节　髋关节和骨盆解剖特点 ……………………………… 076

　　一、髋关节和骨盆的结构 …………………………………… 076

　　二、髋关节和骨盆的整体运动 ……………………………… 078

　　三、髋关节和骨盆的损伤及因素 …………………………… 078

第二节　髋关节和骨盆的瑜伽理疗 …………………………… 079

　　一、瑜伽理疗方法与手段 …………………………………… 079

　　二、产后引起骨盆区域疼痛的症状及理疗思路 …………… 094

本章小结 ………………………………………………………… 095

第四章　脊柱侧弯 ………………………………………… 096

第一节　脊柱的解剖特点 ……………………………………… 096

　　一、脊柱的结构 ……………………………………………… 096

　　二、脊柱侧弯 ………………………………………………… 099

第二节　脊柱侧弯的瑜伽理疗 ………………………………… 100

　　一、脊柱侧弯的评估 ………………………………………… 100

　　二、脊柱侧弯的瑜伽理疗方法与手段 ……………………… 102

本章小结 ………………………………………………………… 120

第五章　颈　椎 ································· 121

　第一节　颈椎的解剖特点 ····················· 121

　　一、颈椎的结构 ························· 121

　　二、颈椎的运动 ························· 123

　　三、颈椎病的因素 ······················ 124

　第二节　颈椎的瑜伽理疗 ····················· 125

　　一、易引起颈椎损伤的动作 ·················· 125

　　二、瑜伽理疗方法与手段 ··················· 126

　本章小结 ····························· 141

第六章　肩　带 ································· 143

　第一节　肩带的解剖特点 ····················· 143

　　一、肩带的结构 ························· 143

　　二、肩带的整体运动 ····················· 146

　　三、肩带损伤的因素 ····················· 147

　第二节　肩带的瑜伽理疗 ····················· 149

　　一、瑜伽容易引起肩带受伤的动作 ··············· 149

　　二、瑜伽理疗方法与手段 ··················· 149

　本章小结 ····························· 166

参考文献 ··································· 168

第一章
膝关节 **01**
CHAPTER 01

在正常情况下，人体的肌肉和骨骼有自我修复功能。因为肌肉纤维组织有着丰富的血管，血液循环能促进新陈代谢而起到修复作用，但需要一定时间，修复时间的长短因人而异，修复的时间和效果与年龄有关。

从运动解剖学角度分析，膝关节是人体最为复杂的关节，其承担着我们日常生活中的跑、跳、走、屈、伸各种运动功能。人体减震部位有足弓、半月板、腰屈和腰椎间盘，当人体跳起落下时，首先减震的是足弓和膝关节，其次是腰椎。所以，膝关节是人体在各种活动中承担负荷最大的关节之一，不仅容易损伤，而且难以治疗和修复。

膝关节受伤的原因有多种，例如，运动员的不合理训练、长期站立的职业（如服务员、售货员、雕塑师等）、不正确的瑜伽练习等。因此，造成膝关节受伤的程度也不尽相同，阅读这本书的读者请不要错误地认为瑜伽能解决所有问题，瑜伽不是万能的，错误的瑜伽练习不仅无法修复膝关节，反而加剧损伤。正确的瑜伽练习可以预防膝关节损伤，同时能修复损伤的膝关节。本章我们先简单了解膝关节的解剖学结构，再进一步学习正确的瑜伽动作。

第一节　膝关节的解剖特点

一、膝关节的结构

膝关节包括：股骨下关节面、胫骨上关节面、半月板、膝关节囊、韧带、髌骨、肌肉。

（一）股骨下关节面[1]

股骨的底部为一个圆形关节面，呈滑车状，每个髁后上方有一个骨质结节，从侧面看，每个髁均呈蜗牛壳状，前部的髁扁平，该部位可以保证关节平衡以及支撑大的关节面，股髁骨有前面、下面和侧面，前部称为髌面，它与髌骨相关连。下后方，滑车分成两部分，分别为内侧髁和外侧髁，由于外侧髁高，内侧髁短，从而限制髌骨脱位，而内侧髁的屈度比外侧髁大，膝盖的后部的弯曲度更大，所以，膝关节屈、伸运动时带有回旋运动。

（二）胫骨上关节面

胫骨的上部为胫骨平台，胫骨关节面呈空心凹陷状，我们称胫骨髁。胫骨平台的中心部位，骨髁的边缘变高，形成间粗隆。胫骨髁分为胫骨内侧髁和胫骨外侧髁，被软骨覆盖并与股骨髁相关连。

胫骨平台的外侧面有胫骨结节，这个结节是阔筋膜的附着点，它的前部

---

[1] 布朗蒂娜·卡莱·热尔曼. 运动解剖书 [M]. 张芳，译. 北京：北京科学技术出版社，2015：212-227.

有一个突起，为胫骨粗隆，是股四头肌的附着点。在髁间隆起的前方和后方有两个凹面，分别为髁间前区和髁间后区，在胫骨粗隆的内侧面，有一个区域为鹅掌区，是缝匠肌、半腱肌、股直肌和膝关节胫侧副韧带的附着点。

股骨髁在膝关节中是如何运动的？膝盖的屈、伸与滚动和滑动机制有关，如果髁只在关节面上滚动，股骨就会迅速下落。如果髁只在关节面上的某点滑动（就像车轮打滑），股骨后部将会撞击胫骨，而且关节面的同一部位将承受所有的摩擦，导致软骨过早磨损。

膝关节矢状面内的屈运动：髁先在关节面上滚动（15°~20°），然后滑动，再接着滚动与滑动相结合，即先滚动后滑动，而伸运动时则相反，先滑动后滚动。伸运动中，外侧髁滚动幅度大于内侧髁，会引起膝关节自动回旋。所以，当膝关节微屈时，此时的关节支撑面较小，使支撑面上软骨组织处于超负荷状态，例如，保持不动的状态下微屈站立，很容易使关节面受伤。因此，瑜伽练习中的屈膝动作，膝关节弯屈最安全的屈度为90°，例如，战士一、战士二、幻椅式等。

（三）半月板

膝关节的半月板为关节面上的两块纤维软骨薄片，呈月牙形，其横断面呈三角形。内侧半月板呈"C"形；外侧半月板呈"O"形（图1-1）。部分半月板是固定的，如半月板的"角"，由其纤维连接附着在胫骨上；部分侧面附着在关节囊上；部分附着在一些韧带上，如半月板髌骨韧带和胫侧韧带；还有部分附着在肌腱上，如外侧半月板上的腘肌腱和内侧半月板半膜肌腱。

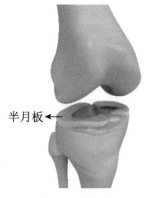

半月板 ←

图 1-1　半月板

图 1-1 来源：［美］瑞隆（Ray Long）著，［美］克里斯·麦西尔（Chris Macivor）绘图，《瑜伽 3D 解剖书 I：肌肉篇》，赖孟怡，译，北京联合出版社，2015 年 12 月第 4 版第 17 页。

1. 膝关节运动中半月板的位移

伸：当膝关节伸时，半月板被髁推动，同时受髌骨韧带牵拉而前移。

屈：当膝关节屈时，半月板被髁向后推，也被半膜肌和腘肌的肌腱和膝关节屈肌牵拉，同时内侧半月板被胫侧副韧带牵拉的缘故而向后移。

回旋：在髁的推动及半月板髌骨韧带牵制下位移，与回旋方向同侧的半月板前移。

2. 半月板的作用

半月板可以轻微活动，位移过程中增加滑液的分布面积，起到润滑、营养关节的作用。

（1）半月板增大了骨的接触面，更好地在位移中分散骨承受的压力，缓冲压力。

（2）半月板外厚内薄的椎体状增加了关节面的凹陷程度，使其具有固定膝关节的作用。

运动中半月板的这些功能非常有必要，如果没有了半月板，以上功能丧失，膝关节则受伤无疑。半月板的形状是斜板状，外厚内薄，外侧血液分布较多，为红区；中间有少量血液，为红白区；内侧无血液，为白区。由于血液分布密度的关系，半月板的外侧可以修复，而内侧几乎无法修复。瑜伽动作中屈膝练习始终遵循大腿前侧正位线原则[1]，并且缓慢而放松地练习，一般不会伤到半月板。

一些快速而剧烈的伸膝运动中，突然起跳后的落地动作，如排球的扣球、拦网等突然爆发力动作、足球脚背内侧和外侧踢球大幅度甩腿、跳远和跳高的起跳、投掷项目最后用力的蹬转等，半月板（尤其是内侧半月板）会被固定或挤压于髁与关节面之间，半月板容易发生病变导致受伤。此外，随着年龄的增长，人体内水分逐渐减少，骨质疏松，肌肉无力，而此时的体重也随之增加，半月板的水分减少，保护性减弱，也会造成半月板损伤而导致膝关节疼痛问题。

（四）膝关节囊

膝关节被一个较厚关节囊所加固，一小部分关节囊附着于关节面之外。它包有滑膜，"镶入"髌骨中。膝关节由三块骨组成：股骨、胫骨和髌骨，内有滑液流动。由于膝关节囊的前部很松弛，使得膝关节能大幅度地屈运动。

---

[1] 大腿前侧正位线：从髂骨的髂前上棘向下到髌骨中线再向下到第二和第三脚趾间的缝隙连成一条线。瑜伽动作屈膝始终保持这三点在一条直线上膝关节才不容易受伤。屈膝练习注意：1. 髌骨中线始终对着第二和第三脚趾的缝隙。2. 屈膝关节时，膝关节不能超过脚趾，保持膝关节在踝关节上方。

这就是为什么在做伸运动时，髌骨上方的陷凹和两侧会形成一些皱褶。如果持久不动，这些皱褶彼此黏连，使得膝关节的屈度受到限制。

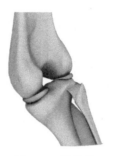

图1-2　膝关节

图1-2来源：［美］瑞隆（Ray Long）著，［美］克里斯·麦西尔（Chris Macivor）绘图，《瑜伽3D解剖书Ⅰ：肌肉篇》，赖孟怡，译，北京联合出版社，2015年12月第4版第16页。

膝关节的后部：为了适应髁的形状，关节囊呈帷幕褶皱状，而且逐渐变厚，形成髁状壳。后部的韧带平面强壮有力，保证站立状态下关节后部的稳固，防止膝关节超伸。

（五）韧带

连接骨头和骨头的称为韧带，韧带的作用是牢固和稳定关节，韧带要坚实而有力才能稳定关节。膝关节周围的韧带很多，我们这里只介绍对膝关节起主要作用和容易受伤的韧带。

1. 前、后交叉韧带

在膝关节后部的中心，有两条相互交叉的韧带，但它们在关节囊之外。

前交叉韧带，其下部附着于胫骨髁间隆起前驱，上部附着于股骨外侧髁。

前交叉韧带的作用是防止胫骨向前滑动。

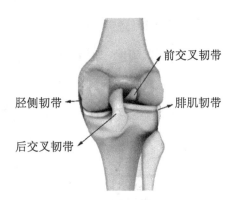

图1-3　膝关节韧带

图1-3来源：［美］瑞隆（Ray Long）著，［美］克里斯·麦西尔（Chris Macivor）绘图，《瑜伽3D解剖书Ⅰ：肌肉篇》，赖孟怡，译，北京联合出版社，2015年12月第4版第93页。

后交叉韧带，其下部附着于胫骨髁间隆起后区，上部附着于股骨内侧髁。后交叉韧带的作用是防止胫骨向后滑动。

交叉韧带的作用：使关节上、下两骨避免前后滑动，如"抽屉"运动。膝关节无论处于何种状态，交叉韧带总是处于绷紧状态，正常情况下，不存在任何抽屉运动。关节外旋时，交叉韧带稍微松弛，而关节内旋时，韧带相互扭转着移位，处于绷紧状态。瑜伽中容易造成后侧韧带受伤的动作有三角式、加强体前屈等。

2. 胫侧副韧带和腓侧副韧带

在关节的侧面，关节囊由侧面的韧带加固。胫侧（内侧）副韧带，其上部附着于股骨内侧髁侧面的结节上，下部附着于鹅掌区的后部，胫骨内侧面，向前下方斜行。胫侧副韧带的作用是从侧面固定膝关节并防止它内侧"开口"。如果发生膝关节外倾，胫骨向外移动，属于异常情况，则判断为胫侧副韧带病变的表现。瑜伽中容易使胫侧副韧带受伤的动作有英雄坐等。

腓侧（外侧）副韧带：其上部附着于股骨外侧髁外侧面的结节上，下部附着于腓骨小头顶端，向后下方斜行。腓侧副韧带的作用是从侧面固定膝关节，防止其外侧"开口"。如果发生膝关节内倾，也就是胫骨内移，属于异常情况，为腓侧副韧带病变的表现。瑜伽中容易使腓侧副韧带受伤的动作有半莲花、全莲花、方形坐等。

膝关节自动回旋：在膝关节的屈伸中，股骨和胫骨之间产生轻微的回旋，这种回旋是自动产生的。其原因是：

（1）内、外两髁的形态略有不同，内侧髁的弧形半径较小，而比外侧髁的弯曲度更大些。

（2）两个关节面在横向上也是不对称的，内侧边缘凹，外侧边缘轻微凸起，所以，内侧关节面几乎不能引起髁的滚动，而外侧关节面使滚动的幅度较大些。当膝关节屈时，外侧髁向后滚动的幅度大于内侧髁滚动的幅度。

（3）胫侧副韧带较腓侧副韧带更强劲有力，因此，内侧髁比外侧髁得到更好的固定。

膝关节是通过韧带的拉力作用被动固定的，韧带起着关节固定的作用。在没有肌肉作用的情况下，膝关节也能保持平衡，我们也能单足站立，如树式。为了保持平衡，膝关节必须在过伸时保持自己的牢固性，过伸运动将被后部的髁状壳制约。

3. 髌韧带

髌韧带是人体最大的韧带，也是股四头肌与膝关节连接的肌腱，胫骨粗隆是髌韧带的起点。髌韧带在股四头肌连接髌骨与髋骨的称为韧带，韧带与肌肉为一体的就称为肌腱。

那些髌骨接触地板的动作都容易使髌韧带受伤，如猫式、猫式脊柱划圈（脊柱三维）、新月式、鸽子式、骆驼式等。

（六）髌骨

髌骨是人体最大的一个子骨，它位于股骨底的前方并镶嵌在股四头肌腱内。髌骨体形很小且短，它的前部位于皮肤下面，能直接触及。它的后部是与股骨滑车相切合的关节面，髌骨的后部有两个凹陷面被一个凸起的骨脊隔开，这样它便与被一条沟分开的滑车的两个面相切合。髌骨通过髌韧带与髁联结，通过半月板髌骨韧带与半月板联结。

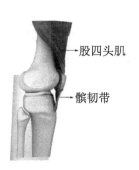

图 1-4 髌韧带

图1-4来源：［美］瑞隆（Ray Long）著，［美］克里斯·麦西尔（Chris Macivor）绘图，《瑜伽3D解剖书 I：肌肉篇》，赖孟怡，译，北京联合出版社，2015年12月第4版第93页。

髌骨的作用：主要是保护股四头肌腱，当膝关节运动时，髌韧带滑动至滑车的凹沟内，就像滑轮内的绳索，产生强大的应力。

1. 压应力

股四头肌使髌骨紧贴着滑车，压应力随着膝关节屈的程度增加而增加，例如，屈膝下蹲时，压应力能达到400kg，如果负重的话压应力更大。

2. 拉应力

与压应力牵拉的方向正好相反。

3. 摩擦应力

摩擦应力是在同一区域内产生，也就是说，产生压应力和拉应力时产生摩擦力。我们有必要了解髌骨的侧面，才能预防髌骨的损伤。髌骨的侧面并不牢固，因为它连接于股四头肌腱上，牵拉发生在股骨体轴上（向外向上倾斜），而滑车凹沟方向是垂直的。就像绳索在滑轮内方向发生偏移，因而它有将髌骨向外驱赶的倾向。髌骨在主动伸或微屈时，其侧面最不牢固，这是因为滑车仅轻微"固定"了髌骨。当膝关节大幅度屈时，髌骨的稳定性加强，因为此时髌骨位于髁之间。

胫骨旋外运动时，髌韧带也向外倾斜，髌骨的不牢固更凸显。在侧面，髌骨主要通过两个结构对其进行加固：一个是滑车的外侧面较内侧面更发达，也更为凸出；另一个是股内侧肌将其内拉。股髌关节处于强应力的作用下，也就是说，当关节多平面扭转时，最易受伤，例如，练习战士一时，如果没有按腿的正位线屈膝，大腿平衡地板，小腿垂直地面，膝盖不能超出脚趾，膝盖向外就会发生外侧韧带受伤。股髌关节受伤，会影响髌骨的良好滑动和膝关节主动伸运动。

（七）肌肉

肌肉的基本组织是肌细胞，肌细胞间有少量结缔组织、毛细血管和神经纤维等。肌细胞外形细而长，也称为肌纤维。肌细胞的细胞膜叫肌膜，其细胞质叫肌浆。肌浆内含有肌丝，它是肌细胞收缩的物质基础。肌肉组织分为三种：骨骼肌、心肌和平滑肌。骨骼肌，一般通过腱附于骨骼上。心肌分布在心脏，构成心房、心室壁上的心肌层。平滑肌分布于内脏和血管壁。骨骼肌和心肌的肌纤维均有横纹，也称为横纹肌，平滑肌纤维无横纹。

附着于膝部的骨骼肌：半腱肌、半膜肌、股二头肌、股薄肌、缝匠肌、阔筋膜肌、股直肌、股内侧肌、股外侧肌、骨间肌、股二头肌、腘肌、股四头肌、腓肠肌、臀大肌上部肌束。我们大概了解膝关节的附着肌肉即可，每个肌肉的起止点这里不再详述。

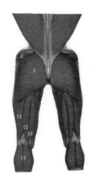 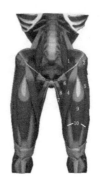

下肢肌肉

1.髂腰肌；2.臀中肌；3.臀大肌；4.缝匠肌；5.阔筋膜张肌；6.耻骨肌；7.股薄肌；

8.内收长肌；9.股直肌；10.股四头肌；11.股二头肌；12.半腱肌；13.半膜肌；14.腓肠肌

图1-5　膝关节周围肌肉群

图1-5来源：［美］瑞隆（Ray Long）著，［美］克里斯·麦西尔（Chris Macivor）绘图，

《瑜伽3D解剖书Ⅰ：肌肉篇》，赖孟怡，译，北京联合出版社，2015年12月第4版第43页。

骨骼肌具有收缩功能，是躯干和四肢运动及体内消化、呼吸、循环和排泄等生理的动力源。一块骨骼肌可以附着在多块骨骼上。如股四头肌起点：股直肌起于髂前下棘；股中肌起自股骨体前面；股外肌起自股骨粗线外侧唇；股内侧肌起自股骨粗线内侧唇。而止点的髌韧带止于胫骨粗隆。股四头肌收缩时，拉动膝盖上的肌腱，使膝伸直。

（八）瑜伽与膝关节

骨由骨膜、骨质、骨髓组成；骨的表面被一层膜所覆盖，这层膜称为骨膜，骨膜内含有血管、神经和成骨细胞等。骨质分为骨密质和骨松质，骨干呈中管状，由于长骨承受的弯屈应力最强，所以长骨的骨密质最厚，其中骨干壁完全由骨密质组成。骨的两端为骨骺，骨骺呈蜂窝状结构，称为骨松质，骨纤维沿应力传递的方向呈线状分布，在长骨的骨腔内充满了骨髓。

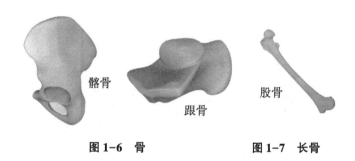

髂骨　　跟骨　　股骨

图 1-6　骨　　　　　　图 1-7　长骨

图 1-6、图 1-7 来源：［美］瑞隆（Ray Long）著，［美］克里斯·麦西尔（Chris Macivor）绘图，《瑜伽 3D 解剖书 I：肌肉篇》，赖孟怡，译，北京联合出版社，2015 年 12 月第 4 版第 5 页。

骨骼是支撑人体的坚硬支架，骨骼是可活动的支架，每块骨骼在肌肉的牵引运动中起着杠杆作用。骨骼有三大类：长骨，如肱骨、股骨、尺骨、桡骨，以长度作为判断的依据；短骨，如距骨；扁骨，如肩胛骨。骨的硬度取决于它所含的无机物（约占 2/3），骨的弹性取决于它所含的有机物（约占 1/3）。这两种成分是保持骨骼的坚固性和弹性不可缺少的两大要素。骨的硬度过高，容易发生骨折，硬度过软，则容易变形，而瑜伽的特点是增加肌肉的张力和骨骼抗压力，所以瑜伽练习能使人体骨骼变得更坚实又富有弹性。

关节面上覆盖有关节软骨，多由透明软骨构成，可使粗糙不平的关节面变得光滑，减少关节面的磨擦，所以软骨能缓冲压力从而保护关节；反之，半月板被损伤，骨面受损，关节就会出现疼痛、积液和炎症等问题。

瑜伽练习时请注意：膝关节有炎症或有积液，不能练习膝盖弯屈、站立、平衡等动作，当炎症和积液消失后，再安排以上练习。如果反复有积液疼痛，就要考虑安排的课程内容是否合适该患者。膝关节有问题的人群不建议跟大班上课，针对个人问题安排适当的私教课程，待膝盖恢复后，再让其跟大班上课。

二、膝关节的整体运动

（1）膝关节运动以矢状面为主，[1] 人体站立时，小腿向后面和大腿后面相互靠近为膝关节屈。膝关节的屈分为主动和被动。屈肌通过收缩使小腿后形成一个隆起，隆起的肌肉相互挤碰限制屈运动为主动屈。而被动屈的运动幅度更大，脚跟接触到臀部，伸肌被动拉伸。

（2）膝关节不存在伸的运动，所谓伸是在膝关节屈运动后恢复到正常的伸直。如膝关节先天性松弛，就是我们常说的膝关节超伸。

---

[1] 布朗蒂娜·卡莱·热尔曼. 运动解剖书 [M]. 张芳，译. 北京：北京科学技术出版社，2015：208-210.

（3）髋关节屈时会使膝关节屈度增大，而髋关节伸时膝关节屈也受到限制。伸运动时，髋关节伸时膝关节伸度增大，当髋关节屈时膝关节伸直受限。

（4）膝关节屈时，膝关节可以进行小幅度地外旋和内旋。

三、膝关节损伤的因素

（一）膝关节常见问题

1. 膝关节病理变化及主要症状

由于膝关节软组织（包括韧带、半月板、关节囊）水肿、黏连、纤维增生、钙化等，骨以及软骨退行性病变引起：

（1）关节周围疼痛；

（2）关节活动受限；

（3）关节稳定性降低。

2. 膝关节损伤的原因

（1）老化：人体随着年龄的增长，膝关节内的软骨或半月板渐渐水分减少，没有了弹性，关节变得僵硬，骨骼与骨骼之间易受磨损。

（2）运动损伤：职业运动员大运动量训练，超过了关节能承受的负荷，是膝关节受伤的主要原因。主要受伤的部位是半月板、髌韧带、胫侧副韧带、腓侧副韧带。例如，排球运动的扣球、拦网等起跳后的落地动作，最容易伤到半月板；足球的立脚背踢球很容易损伤胫侧副韧带。

（3）过度使用：一些久站职业人群，如交警、教师、货员、服务员、厨师、雕塑师等，常年累月的久站，膝关节过度疲劳导致关节囊炎。

（4）不明原因：日常生活中，我们很少注意到正确的站姿或坐姿，例如，站立时，很多人喜欢把重心倾向一侧的骨盆，从而导致骨盆不正或脊柱侧弯，引起关节的代偿，长期代偿关系引起了关节疼痛。

膝关节疼痛原因有很多，如果因运动损伤导致急性膝关发炎，有积液，建议患者到专科医院就诊治疗。当膝关节积液消失，疼痛较小后再进行瑜伽康复理疗。

膝关节损伤和疼痛很多时候医学也无法解释，很多腰疼的人究其原因可能在膝关节上，从瑜伽角度来看，腰的根基在骨盆，骨盆的根基在腿上，所以，在瑜伽理疗中有一句谚语：如果你有一个好的腰，就有一双好的腿。腿要正确发力，才能端正骨盆，当骨盆正位稳定了，腰方可恢复正常的生理屈线，这时腰才安全。

3. 膝关节容易受伤的部位

（1）半月板

当膝关节被过度扭转时，举一个例子，日常生活中我们吃鸡翅膀需要用手把鸡翅扯断，先要把翅膀弯屈后再用力扭转，翅膀就被撤下。因此，我们要切记关节弯屈不可过度扭转。另外人体随着年龄增长，体内水分减少，半月板水分和弹性减少。

（2）胫侧副韧带

胫侧副韧带宽而厚，长约 10cm，错误的英雄坐易使胫侧副韧带受伤。

（3）腓侧副韧带

腓侧副韧带薄而短，易受伤。动作要领：盘腿系列动作如武士坐、半莲花、全莲花。

（4）前、后交叉韧带

腿超伸向后时，前交叉韧带易被动拉开，所以，前交叉韧带易受伤几率是后交叉韧带的两倍。前、后交叉韧带的作用是稳定小腿胫骨和大腿面，防止膝关节后移；易受伤动作有三角式、加强背部伸展式等。

（5）膝关节软组织

由于人体肌肉力量的不平衡，容易被位移，膝关节内收或外展时，膝关节软组织容易受伤。

请注意：韧带的紧和僵硬是不同的两个概念，韧带紧是指韧带坚实而有力，有保护和稳定关节的功能；韧带僵硬则反之。肌肉力量能稳定关节，韧带则要坚实。肌肉力量、韧带坚实是关节最好的保障，韧带松动是关节不稳定的根源，故加强韧带的坚实是关键。

第二节　膝关节的瑜伽理疗

一、瑜伽动作分析

任何运动都是一把双刃剑，瑜伽也如此，只有正确习练瑜伽动作，才能帮助我们健身塑体，否则适得其反。以下瑜伽动作如果不正确练习容易引起膝关节损伤：

（一）跪姿动作[1]

1. 英雄坐

动作分类

基本的伸展膝部/踝关节坐姿。

正确动作（图 1-8、图 1-9）

动作要领： 屈膝跪坐，两膝并拢，两小腿向髋的两侧打开，脚掌内沿靠近髋外侧，脚趾的方向与胫骨相同，为避免胫侧副韧带的受伤，请务必保持脚的正位线，可以抬起臀部用手先把小腿肌肉向外掰开，再把臀部坐在两脚之间的垫子上。建议臀部坐在瑜伽砖的二分之一处。

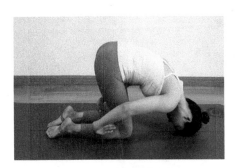

图 1-8　用手拨开小腿肌肉

---

[1]瑜伽中跪姿动作容易伤髌骨和髌韧带，如猫式、脊柱三维、新月式、骆驼式。因此，我们需要先做开胯练习，胯部打开可以减少膝关节的压力。影响开胯的髋屈肌包括腹肌、股四头肌、腰大肌、腰小肌、髂肌。开胯动作有起跑式、战士一、新月式、龙式等。

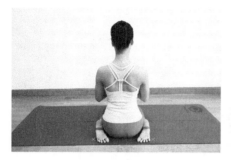 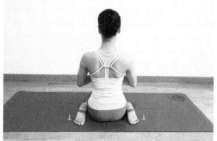

①错误动作　　　　　　②正确动作

图1-9　英雄坐

参与工作的肌肉

大腿：缝匠肌、股直肌、股外肌、股内肌、股中肌；

小腿：胫骨前肌、第三腓骨肌、趾长伸肌、趾短伸肌、长伸肌、足部的短伸肌。

功效

英雄坐可以改善"O"型腿；有助于消化；有利于久站工作人群消除腿疲劳；坚固膝关节韧带；提高大腿前侧肌群的张力；修复腰椎的生理屈度；缓解膝关节疼痛问题。[1]

易伤部位

胫侧副韧带、髌韧带。

分析

练习跪坐是为了减少身体对膝关节造成过大负荷，增加大腿前群肌的张力。身体在保持跪坐时，体重落在膝部、胫骨和足的部分区域上。跪坐帮助

---

[1] 英雄坐对强健大腿前侧肌腱有显著性功能，但是，膝关节炎症期不可以练习英雄坐，必须等关节炎症消除后方可练习。

打开髋关节和膝关节，将重心上移，以便脊柱完全伸展而回到正常的生理屈度。

为了避免易伤部位的损伤，可以先做一些辅助性练习

（1）雷电坐。

动作要领：身体保持直立，屈膝跪坐，重心坐在脚跟上，两脚跖骨屈，脚趾指向后方，保持脊柱伸直。雷电坐的作用是增加膝关节前群肌的张力，改善僵硬的踝关节。（图1-10）

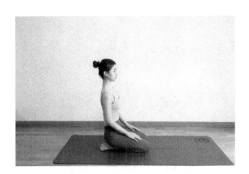

图1-10　雷电坐

（2）臀部下方垫上瑜伽砖，避免膝关节受伤。（图1-11）

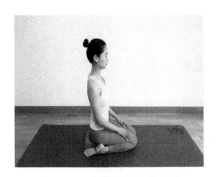

图1-11　瑜伽砖辅助英雄坐

（3）用毛毯或绷紧带垫在膝关节的膝窝处（图1-12），毛巾厚度、大小因人而异。

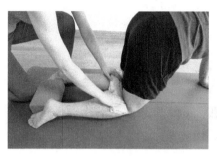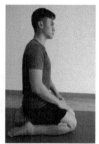

图1-12　毛巾辅助英雄坐

（4）用伸展带帮助打开膝关节的空间，减少膝关节的压力。（图1-13）

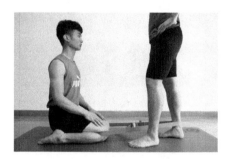

图1-13　伸展带辅助英雄坐

2. 新月式

动作分类

基本的不对称身体后仰跪姿。

正确动作

两腿前后打开，前侧腿屈膝90°，膝盖与脚趾在一个垂直面上，大腿平行于地板，而小腿垂直于地板。后腿膝盖放置地板上，后侧腿的髋和大腿内旋，使左右两髋平衡。后侧腿面和胫骨压向地面，脚趾努力指向后方，大腿股四头肌努力向上收，目的是将后腿的力量分散到大腿和小腿上，从而减轻膝关节的压力。后侧髋部与前侧髋部保持在水平面上。两臂伸直掌心相对，向前—向上—向后延展肩关节，胸骨向前—向上延展，开展胸部和肩部。头保持在两臂之间，眼睛看斜上方。（图1-14）

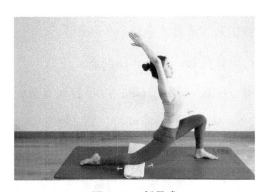

图1-14　新月式

参与工作的肌肉

躯干：横突棘肌、竖直肌，三角肌前中部、前锯肌、胸大肌、胸小肌、斜方肌上部、腹直肌等。

手臂：前锯肌作用是包裹肩胛肌，三角肌前部使上臂屈，冈下肌和小圆肌使肩关节外旋，肱二头肌长头使上臂屈，肱三头肌伸展肘关节。喙肱肌与胸大肌使上臂屈和内收。

前侧腿：腘绳肌离心收缩，内收肌、臀中肌、臀小肌。

后侧腿：腰大肌、髂肌、臀大肌、腓肠肌、比目鱼肌、缝匠肌、阔筋膜张肌离心收缩。

功效

拉伸股四头肌，打开腹股沟，灵活髋关节和肩关节；强健躯干，开胸开肩，解决肩膀僵硬、胸腔塌陷，帮助缓解抑郁等问题。

易伤部位

前侧腿膝关节股骨面的软骨，后侧腿髌韧带、髌骨、腹股沟。

分析

前侧腿在这个动作上的重力使得膝关节和髋关节屈；为了缓解膝关节的重力，不让关节内的软骨受伤，保持大腿前侧正位线，避免膝内扣。腘绳肌和股四头肌努力地离心收缩，膝关节保持在90°最为安全。

同时注意保护后侧腿的髌骨和髌韧带，后侧骨盆向前回旋；髋关节伸、旋内、内收，膝关节伸；踝关节跖屈；小腿胫骨要用力向地面下压，大腿前部肌肉离心收缩上提，此时应该能感觉到后膝关节面微微被牵拉而离开地面，从而分散膝关节的压力。

温馨话语

新月式的功能是开肩开背，灵活髋部，因此，在练习过程中伸展的力点分别在腋窝、胸骨、股四头肌上，而非腰椎上。不少初学者为了加大后仰的幅度，把后仰的力量集中在腰部上，造成腰椎被挤压而出现腰部疼痛。

辅助练习

(1) 高位起跑式

动作要领：打开腹股沟热身练习。前侧腿屈膝90°，膝盖与脚趾在一垂直线上。后侧腿伸直膝盖，屈跖骨，大脚趾努力往后下方压，脚跟尽量上提，脚趾接触地板的点越少越好，大腿前侧肌肉上提，摆正两侧骨盆。两手支撑在前侧腿两侧，头顶伸向前上方，眼睛看脚趾前方约30cm处，保持头、颈、脊柱和后侧腿脚趾一条直线。伸展脊柱和打开后侧腿前侧肌群。（图1-15）

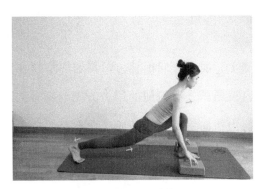

图1-15　高位起跑式

（2）低位起跑式

动作要领：体会后侧腿脚趾和胫骨向后用力，大腿前侧肌群向上提，膝盖微微离开地板。（图1-16）

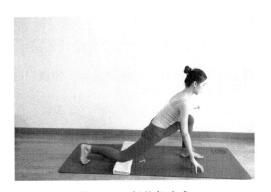

图1-16　低位起跑式

（3）在后腿的膝盖下方垫上毛毯或折叠抱枕（见图1-14新月式）

3. 蜥蜴式

动作分类

中级的不对称分腿跪姿。

正确动作

在新月式的基础上，前侧脚向前移，两臂屈肘平放在前侧腿内侧的地板上，前侧腿的大腿自然屈膝，后侧腿的用力方向与新月式相同，膝盖放置在地板上，小腿脚趾努力指向后方，大腿股四头肌努力向上收，将后腿的力量分散到大和小腿上，减轻膝关节的压力。眼睛凝视前方，头顶向前上方推，伸展脊柱。

参与工作的肌肉

前侧腿：腘绳肌、内收肌、臀中肌、臀小肌；

后侧腿：腰大肌、髂肌、臀大肌、腓肠肌、比目鱼肌、缝匠肌、阔筋膜张肌。

功效

蜥蜴式是新月式的加强式，也是神猴哈努曼式的前奏——开髋动作，它可以进一步打开腹股沟，灵活髋关节，强健躯干，伸展脊柱。

易伤部位

前侧腿：胫侧副韧带、腓侧副韧带；

后侧腿：髌韧带、腹股沟。

分析

为了不让后侧膝盖受伤，后脚的跖骨屈，胫骨沿着跖骨方向一起向后用力，而大腿前侧肌肉群向腹股沟上提，从而使得膝盖的髌骨离开地板，减少对膝盖的压力；前侧腿屈膝，前侧髋内旋，保持第二脚趾和胫骨在一个平面上，保护胫侧副韧带；保持头部、颈部、脊柱和后腿为一条直线。

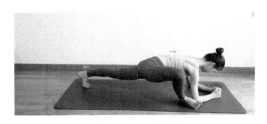

图 1-17　蜥蜴式

4. 骆驼式

动作分类

基本的身体后仰跪姿。

正确动作

两膝跪于地上，两腿分开与髋同宽，两脚跖骨伸，脚趾触地，脚跟立起，把手放在体后，胸骨向前一向上，右手抓住右脚跟，左手抓住左脚跟，打开胸腔，两侧肩胛骨推胸扩，胸骨努力向上方提。头顶推向后上方，目视斜前方。

参与工作的肌肉

手臂：肱三头肌使肩关节和肘关节伸，三角肌后部和大圆肌使肩关节伸；斜方肌与菱形肌使肩胛骨内收；胸大肌、胸小肌、喙肱肌、肱二头肌、三角肌前部被拉伸。

脊柱：颈部前侧肌肉群如头长肌、颈长肌、头前直肌及舌骨上、下肌，离心运动防止头部过度后仰。而腹直肌、腹斜肌、肋间肌、肋下肌、髂肌、腰大肌和腰小肌则预防腰部过度后仰。

腿部：大腿前侧肌群向心收缩使胫骨贴紧地面；而通过腘绳肌和大收肌的向心运动来固定膝关节和髋关节；腹直肌离心运动阻止骨盆后仰。

功效

对消化器官有强烈的拉伸作用，能充分伸展躯干前侧肌群、大腿前侧肌群和腹股沟，改善驼背、胸腔塌陷等不良习惯，伸展胸椎，扩张肺活量。

易伤部位

髌韧带、腰椎。

分析

为了避免髌韧带的受伤，后仰时，保持骨盆的稳定应适度地内旋腿部，同时大腿前侧肌肉上提；脚趾也要努力推地板，胸部向上提，将重力均匀地分散到上体和脚趾，从而减小对膝盖的压力。

温馨话语

对大多数人来说，后仰姿势往往会被理解为脊柱后弯，需注意的是脊柱应伸展，脊柱上端向上方用力拉长，也就是说，吸气时胸腔努力向上提，伸展脊柱，为脊椎创造空间，而不是腰部后压，避免对腰椎挤压而导致腰部疼痛。（图1-18）

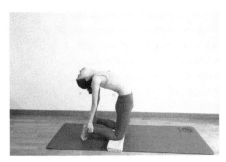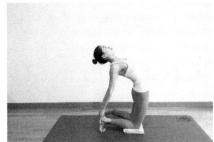

错误 正确

图 1-18 骆驼式

辅助练习

跪姿同上，两手五指张开，虎口朝上，拇指向后，其余手指在前，分别托住左右侧的肋骨，吸气时脊柱伸直，胸腔打开，两手把胸腔向上托起，两肘向后相互靠近，胸骨朝上，眼睛看斜上方，体会胸腔向上，脊柱伸展。(图 1-19)

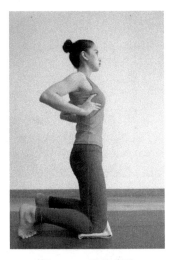

图 1-19 跪姿托胸

（二）盘腿动作

1. 方形坐

动作分类

基本的开外髋坐姿。

正确动作

简易坐姿开始，屈膝，小腿平行上下重叠，膝盖对踝，两小腿与垫子前端平行。方形坐是一个对外髋、外膝和外踝影响较大的动作，练习难度较高。（图1-20 方形坐正面、方形坐侧面）

建议练习者先练习简易方形坐，脚跟后侧对膝关节前面，两小腿平行，先脚掌回勾。（图1-20 简易方形坐）可以练习直腰左右扭转（肚脐向左、向右扭转），再向前俯下，初学者建议在膝盖外侧或臀部下垫一块瑜伽砖。

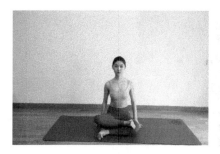 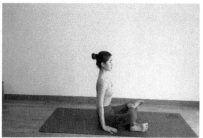

方形坐正面　　　　　　　　　　　　方形坐侧面

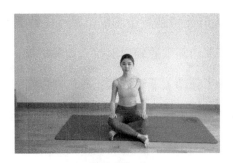

简易方向坐

图1-20 方形坐

参与工作的肌肉

大收肌、长收肌、短收肌、趾骨肌、阔筋膜肌、臀中肌、臀小肌被拉长。

功效

打开外髋、膝关节外侧和踝关节外侧，是练习鸽子式和全莲花的前奏动作，注意预防腓侧副韧带受伤。

易伤部位

腓侧副韧带、胫侧副韧带。

分析

方形坐的关节活动：膝关节屈、髋关节屈、脊柱纵向伸展使之能保持自然的生理屈线，颅骨平衡于脊柱。

任何坐姿，当膝处于髋关节上方时，骨盆会后倾，使脊柱产生前屈，尤其是当腘绳肌出现张力时更加明显，为了保持身体整体的形态，竖直肌收缩使脊柱伸，同时腰肌收缩向前牵拉脊柱腰段的前面，但是，腰肌的这一收缩同时造成髋关节更大幅度的屈，增大骨盆后倾的程度，从而使得更多的肌肉为了平衡参与运动。

坐姿时，如果髋关节能稍微高于膝部，就可以舒适地维持较长时间。但是大多数练习者，由于肌肉需要收缩以对抗重力的影响，为了保持平衡，膝盖会高于髋部。因此，为了让膝盖低于髋部，我们可以在臀下垫上瑜伽砖或折叠的毯子，使脊柱恢复到正常生理屈线，从而使身体较长时间维持舒适的坐姿。

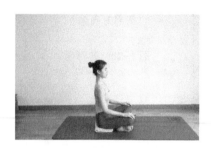

图 1-21　毛毯辅助简易坐

辅助练习

为了打开外髋，可以先练习抱膝开髋。动作要领：髋部的内旋与外展，坐姿，屈右腿，两手屈肘抱右小腿，立直脊柱，上抬小腿靠近胸部；屈髋外展和内收。伸展阔筋膜肌、臀中肌和臀大肌。重要的是，全程练习都要保护两腿膝关节。（图 1-22）

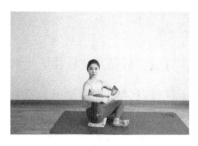　　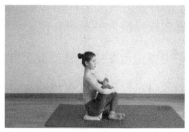

外展　　　　　　　　　　　　内收

图 1-22　简易坐姿髋部外展与内收

2. 全莲花

动作分类

高级的坐姿。

正确动作

简易坐姿，右腿屈膝，脚跟放置在左腹股沟，左腿屈膝，把小腿肌肉向下拉，重心转到右臀，左髋抬起并外展，大小腿拧紧（锁紧膝关节），髋关节内收，把左脚跟放置在右大腿腹股沟处，再把左臀放下。

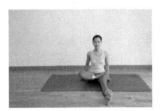 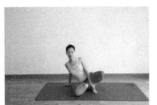

半莲花单腿伸展　　　　　　　半莲花侧坐

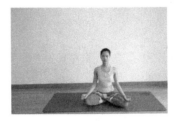

全莲花

图1-23　莲花坐

参与工作的肌肉

髋外旋肌：闭孔外肌、股方肌、梨状肌、闭孔内肌和孖肌；缝匠肌髋关节旋外并屈髋关节和膝关节；屈膝关节是腘绳肌，胫骨屈踝关节和足内翻的是胫骨前肌。

功效

尽快入静，集中注意力，保持警醒；缓慢下肢血液循环，可以集中血液到躯干；修复腰椎，使脊柱回到自然的生理屈线，缓解肌肉紧张。需注意的是，全莲花是一个难度较大的动作，练习不当，易伤膝关节的腓侧副韧带。

易伤部位

腓侧副韧带、胫侧副韧带。

分析

为避免腓侧副韧带受伤，练习时要固定好膝关节，收髋把脚放在腹股沟处，而不是膝关节用力。对于外髋紧的学员，先练习一些开髋动作，如抱腿开髋、方形腿等辅助练习。用伸展带固定折叠的膝关节。

注意：大多数人的外踝比较僵硬，尤其是年纪大的练习者，盘腿很困难，需要较长时间的开胯、开踝练习，应注意循序渐进，不可急于求成。

温馨话语

做不到的就不要勉强，为了避免膝关节受伤，建议只练习简易坐或半莲花即可。

(三) 站立动作

1. 三角式

动作分类

基本开胯站姿，平衡动作，瑜伽经典动作。

正确动作

山式站在进入体式，两臂侧平举，两腿分开，腿分开的距离与两手腕在一垂直线下，左脚脚趾外转 90°，右脚脚尖内转 15°～30°，左脚脚跟与右脚脚弓在一条直线上，右臂上举，眼睛看向右臂，呼气，以髋为折点，上体向左向下，上体和左臂保持成一直线缓缓向左俯下，左手五指支撑在脚踝外侧地板，固定右髋，伸展脊柱，头和脊柱自然伸直并努力向头顶方向前伸。（图 1-24）

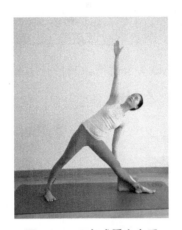

图 1-24　三角式看上方手

参与工作的肌肉

前侧腿：髂肌、腰大肌、梨状肌、闭孔内肌、股方肌、闭孔外肌、孖肌、臀中肌、臀小肌、臀大肌（外旋和外展的肌纤维）、缝匠肌、腘绳肌。

后侧腿：臀中肌和臀小肌的前部纤维，大收肌、臀大肌、趾骨肌、阔筋膜张肌、半腱肌、股二头肌。

功效

从参与工作的肌肉群可以看出，这个动作更有利于强健腿部力量和增加肌肉的伸展度，改善髋关节、膝关节、踝关节的僵硬，激活背部和脊柱，缓解背部疼痛、偏头疼和颈部的僵硬。

易伤部位

膝关节，后交叉韧带。

分析

前腿膝关节后窝的疼痛，是由于腘绳肌被拉长而将压力转移至关节囊。为了避免膝关节超伸，保护膝关节后侧的正、副交叉韧带，前侧腿髋关节外旋、屈、外展，膝关节伸，踝关节微屈跖骨，足部轻微外翻，因为前脚后部收缩（腘绳肌），可以避免膝关节过伸，减轻身体重量作用于腿部。后侧腿膝关节侧部的疼痛是因为髂胫束肌（阔筋膜张肌、臀大肌、臀中肌）过紧所致，所以，后侧腿髋关节内旋、内收、伸髋，膝关节伸，脚板外侧用力压地板，足部稍内翻，锁紧膝关节外侧。

辅助练习

对于初学者而言，由于肩部、脊柱僵硬，容易出现耸肩、胸腔塌陷、髋部和身体无法保持在一条直线上的现象。可以先靠墙和垫砖练习，强调背部的伸展。（图1-25）

温馨话语

有颈椎病的人群不适合扭转头看上方的手，眼睛看正前方即可。（图1-26）

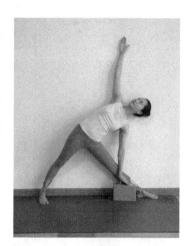

图1-25　三角式靠墙垫砖练习

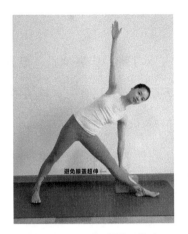

图1-26 三角式看正前方

2. 战士一

动作分类

基础不对称后仰站姿。

正确动作

两腿前后打开，两腿的距离约为自己一条腿长，前腿屈膝90°，髌骨中央保持与第二、第二脚趾的缝隙一条直线，左脚趾正对前方；左脚站在瑜伽垫中线的左侧，右脚站在线的右侧，左髋向后，右髋向前，保持两髋在一个水平面上。右膝伸直，右脚跟竖起，用力向后蹬。两臂上举与肩同宽，掌心相对；肋骨内收，胸腔向前、向上抬起；头保持在两手中间，眼睛看斜前上方。

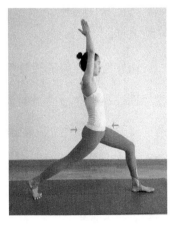

图1-27 战士一

（图1-27）

参与工作的肌肉

脊柱：伸脊柱的肌群有固有肌、横突棘肌、竖直肌、三角肌前中部、前锯肌、胸大肌、胸小肌斜方肌上部、腹直肌；伸展的肌肉是背阔肌、菱形肌、腹直肌和腹外斜肌；

前侧腿：腘绳肌的离心收缩、内收肌、臀中肌、臀小肌；

后侧腿：腘绳肌向心收缩、臀中肌、臀小肌、腓骨肌、股四头肌、缝匠肌。

功效

提高膝关节周边肌腱力量，强健脚踝和大腿前侧肌群；脊柱伸展打开肩部，缓解肩部和颈部的僵硬，改善背部疼痛；减少腰部、臀部、颈背部的脂肪。

易伤部位

前腿的髌韧带、股骨踝的软骨；后侧腿的胫侧副韧带。

分析

由于股骨髁面的软骨很光滑，如果膝盖保持长时间的微屈，此时关节的支撑面较小，支撑面上的软组织处于超负荷状态，容易使软骨受伤。将膝关节屈膝保持在90°，股骨面的软骨反而不容易受伤，所以，这个动作强调前腿屈膝保持90°，后侧腿的膝盖伸直，髌骨和大腿前侧肌群用力上提。

辅助练习

对于无法保持前腿屈膝90°的练习者，我们要进行辅助练习：

（1）练习者面对墙练习，前脚离墙约一脚掌距离，前腿屈膝90°，在前腿膝关节前面与墙之间放一块瑜伽砖，让膝盖顶砖，利用墙的反作用力使膝盖有一个支撑点。

（2）前腿屈膝顶砖，同时在练习者后脚外侧增加一个固定的力量。（图1-28）

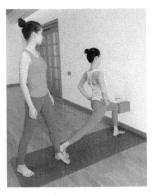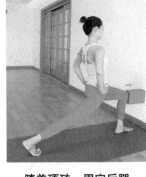

膝盖顶砖　　　　　　　膝盖顶砖、固定后腿

图1-28　战士一辅助练习

3. 战士二

动作分类

基础不对称开髋站姿。

正确动作

两腿左右打开约为自己一条腿长的距离，左腿屈膝，左腿胫骨垂直于地板，膝关节保持在踝关节上方，小腿垂直地面，同时左腿前侧肌群努力向大腿根方向用力；左侧脚脚跟与右腿足弓在一直线上；右腿膝盖积极伸直，同时大腿前侧肌群向上收紧，脚板外侧努力扎入地板，根基坚实而稳固；两臂侧平举，掌心向下，五指有力张开，胸腔向两侧打开；眼睛凝视左侧方向。（图1-29）

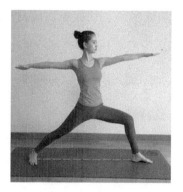

图1-29 战士二

参与工作的肌肉

前侧腿：腘绳肌、股四头肌、臀大肌、梨状肌、闭孔内肌、闭孔外肌、股方肌。

后侧腿：臀中肌、臀小肌、臀大肌腘绳肌、扩张筋膜肌、趾骨肌、股四头肌。

功效

加强腿部力量，坚实膝关节周边韧带，提高踝关节的稳定性；激活背部肌肉，缓解颈部僵硬，减少躯干脂肪。

易伤部位

膝关节软骨。

分析

为了预防左腿膝盖受伤，左侧的骨盆向前回旋，屈髋外旋外展，而髌骨中线对着第二、第三脚趾缝隙，跖骨屈；右侧骨盆向后回旋，髋关节伸，此时的两侧骨盆与前侧腿大腿成一条线；右腿膝盖伸直，小腿微外旋，足弓上提，大脚拇指微外翻；脊柱自然伸直，肩胛骨下沉，肩膀远离耳朵，上臂外展、外旋而前臂内旋。

温馨话语

如果大腿没有足够的力量，压力就会施加到膝关节和结缔组织上，过大的压力会导致这些部位受伤，所以加强腿部力量是关键。另外，由于髋关节僵硬，骨盆打不开容易导致左腿膝盖内扣，我们可以不强调右脚的足弓与左脚跟在一直线上，右脚可以放在垫子中线的前侧。（图1-30）

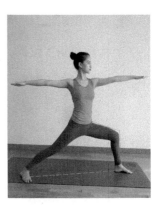

图1-30　战士二变式

辅助练习

靠墙幻椅式；加强腿部力量。（图1-31）

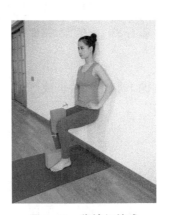

图1-31　靠墙幻椅式

二、瑜伽理疗方法与手段

瑜伽习练者，首先需要了解人体解剖的正位，正位是指人体的肌肉、关节、骨骼正常的生理位置。瑜伽练习中时刻记住要让我们的肌肉、关节和骨骼保持在正常的生理位置上，这样才能预防瑜伽练习受伤。我们首先认识人体的三条正位线：

*大腿前侧正位线：髂骨上棘—大腿前侧中央—膝关节股胫关节间歇的中心—踝关节距骨滑车中心—第二和第三脚趾缝隙连成的这条线。（图1-32）

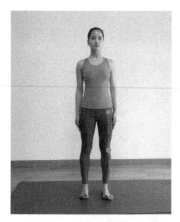

图1-32　大腿前侧正位线

瑜伽练习中，如果不遵循下肢受力的轴线练习，则易伤髌韧带、髌骨、半月板、股四头肌和腹股沟处韧带。

*身体侧面正位线：外踝—股骨外侧髁—大转子—尖峰—耳垂连成的这条线。了解身体侧面正位线，能更快、更准确地判断膝关节是否超伸、骨盆是否前倾或后倾、是否驼背等问题。（图1-33）

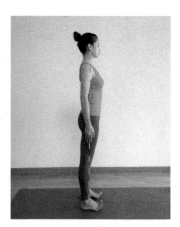

图1-33　身体侧面正位线

＊**身体正面正位线**：内踝—股骨内侧髁—会阴—肚脐—胸骨—下巴连成的这条线。通过身体正面正位线可以判断是否有脊柱侧弯问题。（图1-34）

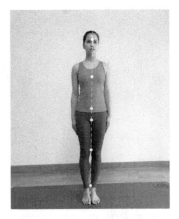

图1-34 身体正面正位线

瑜伽练习中，关节的灵活性、肌肉的力量均与年龄、性别有关，年龄越大关节灵活越受限。在习练中始终遵循保持身体的各个正位线的原则，才可以避免受伤。因此，瑜伽学习的是以预防受伤为主的练习。

膝关节理疗必须先进行无负重练习[1]，当膝关节慢慢能承受重力时再进行负重练习[2]，这是一个循序渐进的练习过程。

（一）无负重练习

1. 直腿坐立脚蹬墙

动作要领：山式坐姿，双腿伸直，脚跟向前，坐骨向后用力，膝窝下顶一硬物，例如，用毛巾裹着的木棍、水杯或筋膜球，吸气，放松膝关节，呼气，提髌骨，膝窝压筋膜球，脚趾回勾，脚跟蹬墙，同时坐骨用力向后推，练习约200次。（图1-35）

功效：打开膝关节空间。

---

[1]无负重练习是指膝关节没有支撑身体体重的动作，如仰卧蹬腿的动作等。
[2]负重练习是指膝关节支撑身体体重的动作，如站立动作中的幻椅式等。

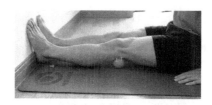

图 1-35 打开膝关节空间

2. 钟摆式

动作要领：将伸展带一头放在右膝窝，另一头背在左肩，大腿平行于地面，前后自然摆小腿如钟摆，约 100 次。（图 1-36）

功效：增加膝关节的滑液。注意：若膝关节有积液不做钟摆式。

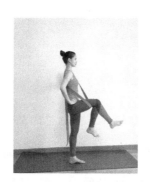

图 1-36　膝关节伸展带辅助钟摆

3. 拉伸腘绳肌

动作要领：仰卧在垫子上，右腿上举，右脚跟勾起尽量伸直膝关节[1]，另一腿平方在地面上，稳定骨盆。（图 1-37）或教练可以帮助将腿向身体方

[1]对大多数人而言，仰卧上举腿动作时膝关节很难伸直，练习时微屈膝，同样也可以拉伸大腿后侧肌群。

向推，利用惰性伸展，到极限时停留 10s，再推进一点。

功效：拉伸大腿后侧肌群。

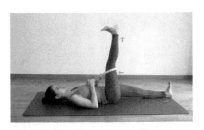

图 1-37 伸展带拉伸腘绳肌

4. 大腿内侧肌群和外侧肌群拉伸

内侧肌群拉伸：以右腿为例，稳定骨盆，左腿伸直，左脚脚跟向脚底方向蹬，右腿屈膝，大小腿 90°，右髋外展，右手压住右大腿，左手稳定左侧骨盆，右腿大腿内侧肌群拉伸。（图 1-38 内侧）

外侧肌群拉伸：以左腿为例，稳定骨盆，右腿伸直，右脚脚跟向脚底方向蹬，左腿屈膝转向右腿外侧，左臂平伸，头转向左肩，左腿大腿外侧肌群拉伸。（图 1-38 外侧）

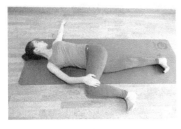
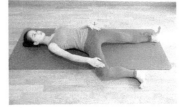

外侧 内侧

图 1-38 拉伸大腿内侧和外侧

注意：膝关节有积液的患者，不能练站立动作。

5. 拉伸小腿后侧肌群

动作要领：下犬式进入体式，吸气上提脚跟，呼气脚跟下压。腘绳肌过紧的人屈膝上提脚跟。骨盆带过紧的人可做宽腿下犬式。[1]

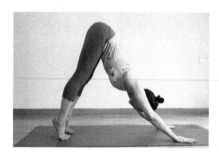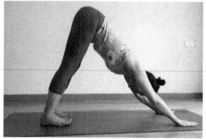

图1-39 下犬式提脚跟

注意：如果小腿外翻，教练可以用手将小腿肌向内旋，配合呼吸。如果小腿肌肉过紧，用筋膜球前后滚动小腿后侧肌群。

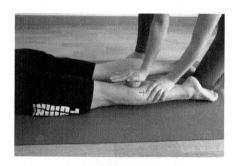

图1-40 筋膜球滚动小腿后侧肌群

---

[1] 宽腿下犬式：双腿打开的宽度可以根据个人关节僵硬情况灵活变动。

6. 拉伸大腿前侧肌群

动作要领：左脚屈膝，大小腿呈90°，膝关节保持在脚跟上方，髌骨中间保持对着第二和第三脚趾缝隙；右膝下垫上多功能抱枕或毛巾保护膝盖，右脚五个脚趾撑地，脚跟向后瞪，右腿前侧向前拉伸。

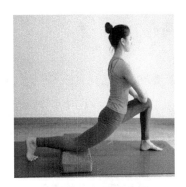

图1-41　新月式变式

注意：膝关节疼痛严重的患者，不建议练习新月式变式。

7. 提髌练习

先用手拨开膝关节四周被黏连的筋膜，再提髌200次。

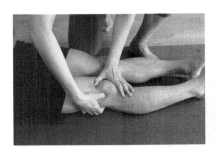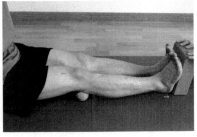

图1-42　手拨膝关节四周筋膜和提髌练习

8. 上抬腿提髌

动作要领：仰卧在垫子上，屈右腿，伸直左腿平放在离地面10cm处，勾左脚跟同时髌骨上提。吸气，左腿上举至左大腿面与右大腿面平行，呼气，回落至离地面10cm处，反复练习数十次。待腿部力量渐渐加强后，可以加上弹力带。（图1-43）

功效：加强大腿前侧肌群力量。

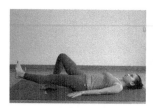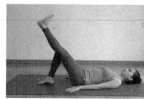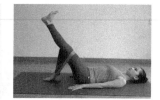

图1-43　上抬腿练习

9. 俯卧单腿屈膝上举

动作要领：俯卧在垫子上，伸直左腿，左脚尖竖起，脚跟向后方蹬。屈右膝，大小腿呈90°，吸气，右脚跟上蹬，右大腿面稍离开地面。反复练习数次。

功效：加强大腿后侧肌群力量。

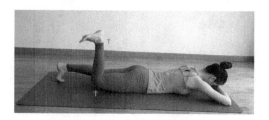

图1-44　练习大腿后侧肌群力量

10. 侧卧大腿内侧上抬

动作要领：右侧卧，右手屈肘，手撑右太阳穴，右肘—右躯干—右髋—右腿成一直线，左手撑在胸前地面。屈左腿将左脚放置右膝后方地面上。勾右脚跟，吸气，脚跟上抬，呼气，回落，反复练习数十次。（图1-45）

功效：加强大腿内侧肌群力量。

注意：保持左右骨盆垂直于地面，稳定骨盆，启动核心。

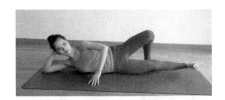

图1-45　练习大腿内侧肌群力量

11. 侧卧大腿外侧上抬

动作要领：右侧卧，右手撑屈肘手撑右太阳穴，右肘—右躯干—右髋—右腿成一直线，双腿伸直，勾脚跟，左手撑在胸前地面。吸气，左腿上抬约30cm，呼气，回落。反复练习数十次。（图1-46）

功效：加强大腿外侧肌群力量。

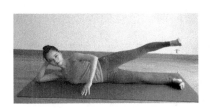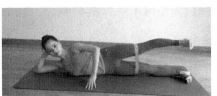

图1-46　练习大腿外侧肌群力量

注意：核心稳定，上下骨盆垂直地面。

12. 蚌式

动作要领：以左腿为例，右侧卧，双膝并拢，大小腿屈 90°，勾脚跟。吸气，左腿从腹股沟发力向上开胯，使左腿向上打开约 20cm，呼气，回落，反复练习数十次。[1] 可以用弹力带负重练习。（图 1-47）

功效：加强臀中肌力量，提高稳定性。

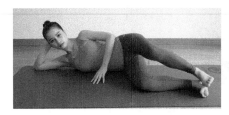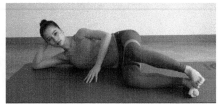

图 1-47　蚌式

（二）负重练习

1. 山式站立，膝关节正位

动作要领：双腿打开与髋同宽站立，双脚脚趾向上翘起，大脚球、小脚球压向地面，足弓上提，脚跟压地，大腿前侧肌群努力向大腿根方向提，大腿四周肌肉像钳子一样掐向股骨；耻骨微微向前，坐骨向脚跟放松，使骨盆正位；脊柱向上延伸，双肩放松，肩胛骨下沉，下巴微收，使颈椎向上延伸，眼睛目视前方。（图 1-48）

---

[1] 练习的次数因人而异。

功效：纠正不良的站立姿势，增强大腿力量。用瑜伽砖和弹力带加强大腿内侧肌群力量，同时稳定骨盆。

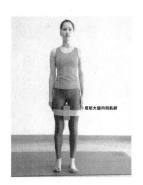

图 1-48　瑜伽砖和弹力带辅助山式站立

2. 幻椅式脉动

动作要领：山式站立，脚的五趾打开翘起，大脚球、小脚球用力压下地板，大腿四周肌肉吸进股骨，足弓上提，启动核心，稳定骨盆，启动臀中肌。吸气，双臂上举，呼气，屈膝关节、屈髋，坐骨向斜下方伸，同时双臂向斜上方拉，形成两个拮抗力量。反复做屈伸脉动，练习约 10 次。（图 1-49）可以加上弹力带负重练习。

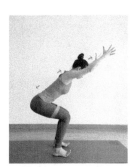

图 1-49　弹力带辅助幻椅式

功效：加强大腿肌群和臀中肌力量。

注意：保持大腿前侧正位线，膝关节在踝关节上方，小腿垂直地面，髌骨中央对着第二和第三脚趾缝隙；膝关节炎急性期有积液者，不建议练习站立动作。

3. 幻椅式脉动坐椅子

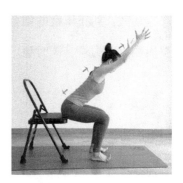

动作要领：初学者，我们可以用椅子辅助练习，山式站立，吸气，双臂上举，呼气，屈腿屈髋缓缓下蹲，当坐骨碰触椅子时，只轻轻依附，而不是坐在椅子上，保持大腿发力，启动臀中肌力量。反复练习约 10 次。（图 1-50）

图 1-50　椅子辅助幻椅式

4. 砖上提足

动作要领：右脚前脚掌站在硬质的瑜伽砖上，左腿悬空，吸气，右脚足背伸跟立起，呼气，足背屈下落。反复练习约 20 次。（图 1-51）

功效：加强大腿前侧肌群、小腿前后肌群、踝关节力量。

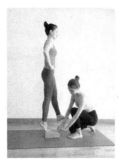
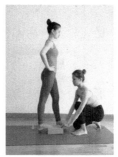

上提　　　　　　　　　下落

图 1-51　砖上提足

（三）倒剑式

动作要领：靠墙仰卧直角举腿，双脚打开与髋同宽，教练双脚站在练习者两侧髋外，双膝窝紧靠在练习者的大腿，双肘关节压练习者的跟骨结节 3～5 分即可；有积液的患者，可自行练习倒剑式 15～20min。（图 1-52）

功效：缓解因纠正而引起的大腿疲劳或膝关节肿胀，消除膝关节积液。

注意：如果膝关节有积液，建议先练习倒剑式，待积液消除后再练习其他动作。

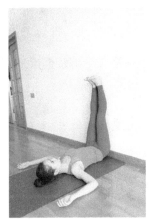
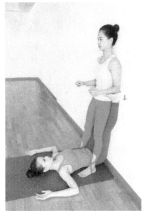

图 1-52　倒剑式

（四）放松术

动作要领：仰卧放松，膝关节窝放一个大抱枕，颈、腰部均可放毛巾卷。（图 1-53）

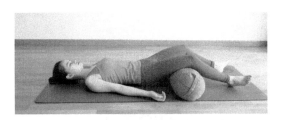

图 1-53　仰卧辅助放松

本章小结

瑜伽练习中，不正确的练习导致代偿也是引起膝关节受伤的主要原因之一。所以，无论是瑜伽练习还是日常的健身锻炼，避免膝关节受伤，应该遵循以下四个步骤：

步骤一：练习屈膝动作时，要保持腿的正位线，即髂骨上棘—膝关节股胫关节间歇的中心—踝关节距骨滑车中心—第二个脚趾连成的直线。

步骤二：练习动作发力时，关节的前、后、左、右四面同时均衡用力，要避免单侧用力而导致另一侧的代偿，引起受伤。[1]

步骤三：大腿前侧肌群收紧上提，屈膝跪地动作时，注意小腿胫骨压向地面，大脚拇指努力向后方伸出，缓解膝盖压力。

步骤四：做好第二步和第三步是为了建立膝关节的空间，有了空间，膝关节内部的骨髁之间就避免了磨损。

膝关节理疗因人而异，年长的、多年膝盖疼痛的患者，需要长时间练习。

建议一：膝关节问题反复出现的患者不再做其他激烈运动，避免重复运动损伤。建议长期进行瑜伽练习。

建议二：为了预防膝关节损伤，瑜伽练习中，所有跪地动作均用毛巾或多功能抱枕垫于膝下。

---

[1] 关于代偿的举例说明：以战士二为例，因骨盆僵硬无法打开骨盆，导致屈膝腿这侧用膝关节内扣来代替骨动作的完成，长期代偿会引起膝关节内侧副韧带受伤。

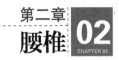

第二章 腰椎 02
CHAPTER 02

第一节　腰椎的解剖特点

一、腰椎的结构

（一）脊柱的主弯屈和辅助弯屈

脊柱有主弯屈和辅助弯屈，主弯屈指胸屈和骶屈，而颈屈和腰屈为辅助弯屈。脊柱是由骨骼组成的管状结构，是人体躯干的主要部分。脊柱分为颈椎（7 块椎骨）、胸椎（12 块椎骨）、腰椎（5 块椎骨）、骶骨和尾骨。

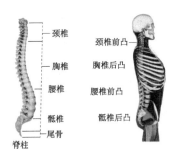

图 2-1　脊柱

图 2-1 来源：［美］瑞隆（Ray Long）著，［美］克里斯·麦西尔（Chris Macivor）绘图，《瑜伽 3D 解剖书 I：肌肉篇》，赖孟怡，译，北京联合出版社，2015 年 12 月第 4 版，第 13 页。

1. 脊柱的四个生理弯屈

颈屈凸向前、胸屈凸向后、腰屈凸向前、骶屈凸向后。脊柱弯屈度因人而异，如人体的脂肪含量和肌肉的厚度不同，在视觉上也会产生不一样的效果。

脊柱由多块椎骨组成，脊柱可做六个自由度的灵活运动：屈伸、左右侧弯、左右旋转。一般情况下这六个运动是自发的，如弯腰捡东西或系鞋带（弯曲）、伸手拿高于自己的东西（伸展）、抓取在自己身后的衣物（轴向旋转）还有将手伸进袖子（侧屈）。另外，还有一种"不自然"的运动即"轴向伸展"，就是颈椎、胸椎和腰椎的弯屈都减小，使脊柱的整体长度增加，如瑜伽动作中的内女式。这种轴向伸展一般不会自发产生，需要有意识地训练才能完成。[1]

2. 腰椎的功能

腰椎的功能和脊柱的其他部位一样，有着支撑、移动、连接、平衡及保护的功能。腰椎支撑上半身重量，故腰椎是脊柱最大、最厚的部分，因为腰椎大而厚，也就限制了腰部的移动，腰椎是人体核心必不可少的重要部分。

五个腰椎位于人体的中心部位，腰椎整体屈线前凸，与后屈的胸椎呈现平衡的关系，由于椎间盆厚度是椎体的三分之一，所以腰椎可以弯曲、伸直和侧屈，还可以有小幅度的转动。

腰椎和骨盆相互依存，彼此需要平衡和对齐处在正常的生理位置和曲线

---

[1] 布朗蒂娜·卡莱·热尔曼. 运动解剖书 [M]. 张芳，译. 北京：北京科学技术出版社，2013：58-64.

上时才能发挥作用，但凡腰椎或者骨盆出现任何不协调，也就是两侧骨盆高低不等、脊柱侧弯等都会导致从颈椎到双脚之间的其他部位产生问题。

（二）髂腰肌群

1. 腰大肌和腰小肌

腰肌包括腰大肌和腰小肌。腰大肌的近端穿过骨盆连接第十二胸椎和五个腰椎的横突，而远端则连接股骨，是唯一一块连接人体上下半身的肌肉，是髂骨关节和腰椎两个不同关节的运动肌和稳定肌，同时，腰大肌位于身体重心的附近，所以，它可以控制身体的平衡，影响神经系统和其他人体解剖结构。腰小肌连接骨盆和脊柱，髂肌一端连着股骨，另一端连着骨盆，髂肌同时协同股直肌等其他的屈髋肌群，辅助骨盆前倾。这三块肌肉组成髂腰肌群，髂腰肌群同时收缩可以带动屈髋动作，同时帮助稳定腰椎，避免腰椎前后摇动，保持腰椎的生理曲线。

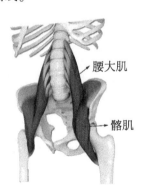

腰大肌

髂肌

图 2-2　髂腰肌

图 2-2 来源：[美] 瑞隆（Ray Long）著，[美] 克里斯·麦西尔（Chris Macivor）绘图，《瑜伽 3D 解剖书 I：肌肉篇》，赖孟怡，译，北京联合出版社，2015 年 12 月第 4 版第 49 页。

　　腰肌作为身体中的一块核心肌肉，还与腰部的横突棘肌在腰椎的周围形成一个肌肉束，使得腰椎直立起来，同时其他纤维可以使腰椎弯曲，与其他髋部前倾肌肉一起实现大腿的前移动作；腰肌还能帮助腰椎往侧向弯曲。横突棘肌群是背深肌群的一部分，包括半棘肌、多裂肌和回旋肌。

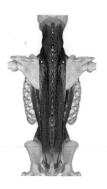

图 2-3　多裂肌

　　图 2-3 来源：［美］瑞隆（Ray Long）著，［美］克里斯·麦西尔（Chris Macivor）绘图，《瑜伽 3D 解剖书 I：肌肉篇》，赖孟怡，译，北京联合出版社，2015 年 12 月第 4 版第 114 页。

2. 腰肌的功能

（1）平衡人体的核心部位；

（2）激发多个器官和神经发挥作用；

（3）和其他肌肉一样能收缩、放松、稳定、中立或退化；

（4）连接人体上下半身。

（三）椎骨

1. 椎体

　　椎体是短圆柱形，上下两面粗糙，借助椎间纤维软骨与邻近椎骨相接，椎体后面微凹陷，与椎弓共同围成椎孔，椎孔间贯通构成椎管，是支撑体重的主要部分。

2. 椎弓

与椎体连接的部分叫椎弓根，有神经横过形成上下切迹，两椎骨上下切迹对在一起形成椎间孔。椎弓背侧称椎板。椎弓与椎板相合成的孔称椎孔，所有椎孔连成椎管。椎管内有脊髓，椎管具有保护脊髓的作用。

3. 棘突和横突

椎弓后下方突出一个棘突。从椎弓根与椎板连接处向两侧伸出两个横突，用以附着肌肉。

（四）关节突

起于椎弓的上方和下方，邻近的上下两个关节突相连组成关节，构成一条纵贯身体的脊柱。关节突决定运动的方向。

椎体在前，椎弓在后。椎体与椎弓围成椎孔，所有椎孔连贯即成椎管。椎管内有脊髓。

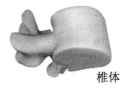

椎体

图 2-4　椎骨

图 2-4 来源：［美］瑞隆（Ray Long）著，［美］克里斯·麦西尔（Chris Macivor）绘

图，《瑜伽 3D 解剖书 I：肌肉篇》，赖孟怡，译，北京联合出版社，2015 年 12 月第 4 版第 5 页。

(五) 腰椎间盘

1. 椎间盘

(1) 成年人共有 23 个椎间盘（第 1～第 2 颈椎之间无椎间盘），其中胸部的椎间盘最薄，约 2mm；腰部的椎间盘最厚，约 10mm，全部椎间盘的总厚度约占骶椎以上脊柱全长的 1/4。

(2) 椎间盘由纤维环和髓核组成。纤维环由多层交错排列的纤维软骨环组成，牢固地将椎体连接在一起，具有较大的弹性和坚韧性，除承受压力之外，还防止髓核溢出。髓核为白色胶状物质，富有弹性。当髓核受重力作用时便向四周扩展，并挤压纤维环向周围延伸和膨胀。

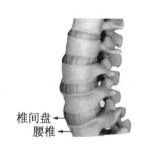

椎间盘 ←
腰椎 ←

图 2-5　椎间盘

图 2-5 来源：［美］瑞隆（Ray Long）著，［美］克里斯·麦西尔（Chris Macivor）绘图，《瑜伽 3D 解剖书 I：肌肉篇》，赖孟怡，译，北京联合出版社，2015 年 12 月第 4 版第 16 页。

2. 椎间盘作用

在脊柱前屈时，椎间盘前半部分被压扁变薄，而后半部分增厚，髓核向后移动；脊柱后伸时则相反。脊柱向右侧屈时，椎间盘右半部变薄而左半部增厚，髓核向左移动；脊柱向左侧屈时则产生相反的变化。因此，椎间盘具有增大脊柱运动幅度、承受压力、缓冲震动、保护大脑和脊髓的作用。

椎间盘是一个减震器，椎体通过椎间盘接受压力。髓核的作用向不同方向分散压力，接受压力时纤维环的纤维处于紧张状态。其可以接收来自垂直和水平方向的压力。但椎间盘比较脆弱，也很容易老化，无论椎间盘处于静止状态或运动状态，都容易被挤压、切应压力增大或被过度压缩等状态。[1] 如果纤维环出现裂缝，髓核流出，身体前屈时，后纵韧带处于持续或短时的紧张（导致腰疼），椎管内的神经受到压迫，尤其是坐骨神经，将会导致从腰到腿不同程度的放射性疼痛。因此，做前屈运动时，我们必须小心。前屈拿重物正确的做法是屈髋关节和屈膝关节。保持脊柱伸直，搬起重物时，用腿和骨盆发力，而非腰发力。（图2-6）

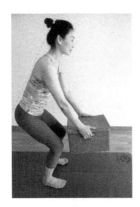
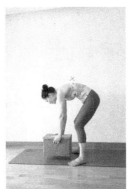

正确　　　　　　　　　　错误

图2-6　搬重物正误动作

[1]布朗蒂娜·卡莱·热尔曼. 运动解剖书 [M]. 张芳，译. 北京：北京科学技术出版社，2015：42-43，54-55.

（六）韧带

黄韧带在上附着于上位椎板前面的下半，在下附着于下位椎板后面及上缘；向外侧黄韧带附着部可延伸到稚间关节囊，向内侧则一直延伸到中线椎板形成棘突处。两侧黄韧带在中线汇合处留下一窄长纵行间隙，有静脉从椎管内经此间隙回流到脊柱后外侧的静脉丛。

二、腰椎的运动

脊柱的腰段[1]，腰椎比较粗大其下段椎体最大，椎间盘的厚度为椎体 1/3，椎间盘是椎体运动的重要环节。腰椎和脊柱为一个整体，腰椎可以前屈、后伸和回旋运动。

三、腰椎损伤的因素

（一）常见的腰椎问题

腰肌劳损、腰椎间盘膨出、腰椎间盘突出、腰椎间盘脱落等。

---

[1] 脊柱的整体运动包括：颈椎、胸椎、腰椎、骶骨和尾骨是脊柱的整体，由于脊柱结构的特点，脊柱的可以在三个面内做运动：向前（屈）、向后（展）、向侧屈，回旋（以自身为轴）。脊椎的阶段不同，运动的幅度也不同。运动的幅度取决于：椎骨的形态、椎间盘与椎体的厚度比例（椎间盘越厚，运动幅度越大）、肋骨（肋骨稳定胸椎段，但也限制胸椎段的运动）。脊椎的运动也受髋关节和四肢的影响，例如，屈髋时，脊椎并不一定屈。臂外展时会使脊椎侧屈。脊椎可以做平滑运动，例如，做髋关节画圈运动中，脊椎分别向前、后、侧面移动，这种运动的位移极其微小，但众多椎骨一起就可以产生一定的运动幅度。脊椎的各种类型运动相互协调配合，如回旋、伸和侧屈。

（二）腰部病疼症状

1. 腰部酸痛，劳累时加重，休息后减轻；

2. 弯腰工作困难，弯腰稍久则疼痛加重，人们常喜用双手捶腰，以减轻疼痛；

3. 严重时疼痛会向下肢放射，有麻感、活动受限。腰椎会出现痉挛、水肿、黏连、萎缩、纤维增生、钙化、退化等。

（三）腰椎损伤原因

1. 年龄：随着年龄的增长椎间盆退化、钙化问题递增，但腰肌劳损问题越来越年轻化。[1]

2. 职业：职业性质也是引起腰椎病问题的重要的原因之一。久坐人群，因长期进行不正确坐姿容易导致腰椎间盘突出。

3. 运动损伤：瑜伽动作练习不正确等也会引起腰伤。

4. 劳累过度：体力劳动者长期超负荷劳动。

第二节　腰椎的瑜伽理疗

一、瑜伽动作分析

容易引起腰肌损伤的瑜伽动作

前屈的动作：瑜伽的前屈动作必须用屈髋进入动作，如果用屈腰椎代偿

---

[1] 案例：一个13岁初的二学生因平时做作业和学习时坐姿不正确，缺少锻炼，出现腰肌劳损。

就会损伤腰肌，甚至导致腰椎间盘突出，例如，双腿背部伸展式，站立前屈伸展式等。

扭转的动作：瑜伽所有的扭转动作练习必须先伸直脊柱再扭转，否则错误的屈腰椎扭转易导致多平面而引起腰椎间盘突出。

二、瑜伽理疗方法与手段

（一）腰椎的放松与激活

1. 桥式骨盆呼吸

动作要领：桥式，仰卧在垫子上，屈双膝，双脚打开与髋同宽并放置于离骨盆约 20cm 处，吸气，坐骨下压，骨盆前倾，腰椎离地；呼气，骨盆后倾，腰椎压地；启动核心。反复练习数次。（图 2-7）

功效：放松腰椎和骨盆，放松身心。

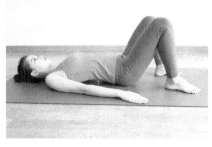 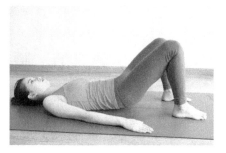

吸气　　　　　　　　　　　　　　　呼气

图 2-7　桥式骨盆呼吸

2. 脊柱画圈

（1）猫式伸展

动作要领：从基本猫进入动作，吸气，坐骨先向后延伸再向上，胸骨先向前延伸再向上，保持头在正位；呼气，坐骨回收，腰椎、胸椎一节一节向上，胸骨推向胸椎，低头弯腰拱背。反复练习数次。（图2-8）

功效：激活腰椎及骨盆。

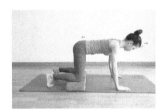 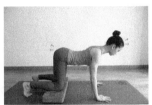 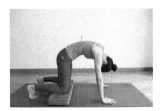

基本猫式　　　　　　　　吸气伸展　　　　　　　　呼气拱背

图2-8　基本猫伸展

（2）高位猫

动作要领：基本猫进入体式，杯形手放在膝盖前约一掌处，动作要领同猫式伸展式。

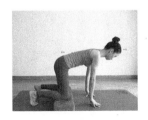 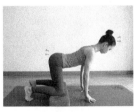 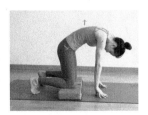

高位猫式　　　　　　　　吸气伸展　　　　　　　　呼气拱背

图2-9　高位猫伸展式

（3）肘位猫

动作要领：屈肘关节，将手肘放置膝关节前约 30cm 处，吸气，将右臂向外向上带起，稳定骨盆，肚脐—胸骨—右肩依次向上翻转，呼气，回落。下一轮呼气换另一侧手练习。反复练习数次。（图 2-10）

功效：激活脊柱。

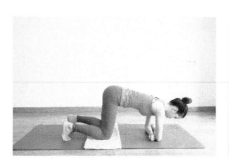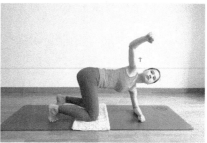

图 2-10　肘位猫

（4）骨盆画圈

动作要领：基本猫进入动作，吸气，骨盆推向右后方，从右后起骨盆前倾送到左后方；呼气，骨盆后倾从左画到右。（图 2-11）

功效：激活腰椎和骨盆。

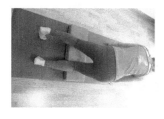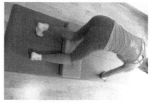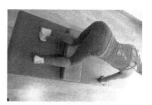

图 2-11　骨盆画圈

注意：腰椎放松，激活腰椎和骨盆。

（5）胸椎段画圈

动作要领：基本猫进入动作，稳定肩部和骨盆，用胸椎段从右—前—左—后画圈。（图2-12）

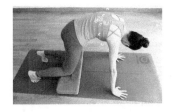

图2-12　胸椎段画圈

（6）躯干平面画圈

动作要领：大拜式放松，拉伸脊柱和背部，吸气，臀部从右后方起向—右肋骨向右外侧推—送到右肩向右外侧推；呼气，送到左肩向左外侧推—送到左肋骨向左外侧推—送到左髋向左后方推。躯干平面画圈，反向练习。（图2-13）骨盆、胸椎、肩部依次画圈。

功效：激活脊柱，放松腰椎。

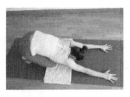 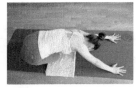 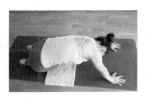
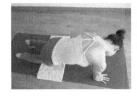 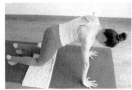 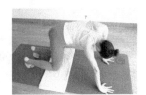

图2-13　躯干平面画圈式

（7）肩部画圈

动作要领：基本猫进入动作，双手打开有两个肩部距离，屈双肘，胸部接近地面，吸气，胸部从中间向右—送至右肩—右肩上起—送至颈椎（低头拱背）—送至左肩，呼气，回到胸部接近地面开始动作，再反向练习，反复练习数次。（图2-14）

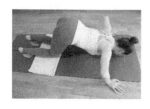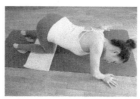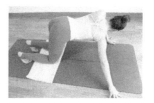

图 2-14　肩颈画圈

以上 7 个动作的功效：活化脊柱和脊柱周边肌肉。

温馨提示：环圈动作不太容易掌握，需要长时间练习才能体会到其带来的舒适感。

（二）腰椎调理和伸展

1. 雨刷式

动作要领：仰卧在垫子上，屈双膝打开比髋宽，双腿左右摆动，拉伸两侧腰和骨盆。同时，体会哪侧大腿外侧更紧，紧的一侧要多练。（图 2-15）

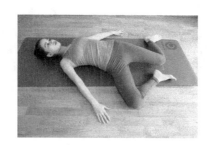

图 2-15　雨刷式

功效：放松腰部和骨盆肌群。

2. 老板腿左右拉伸

动作要领：仰卧垫子上，吸气，双腿屈膝倒向左侧，左踝外侧放置右膝外侧，左踝外侧稍用力使右膝内侧缓缓接近地面，双臂平伸，头转向右侧，拉伸右大腿和右腰及右侧背部。呼气，双腿同时转向右侧，右侧腿放置地面，左腿屈膝立起，左踝外侧顶住右大腿处，头转向左侧，拉伸左侧腰部和髋部。（图2-16）

功效：拉伸臀、腰及大腿外侧的肌群。

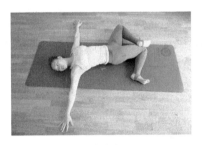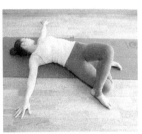

双腿左倒　　　　　　　　双腿右倒

图 2-16　老板腿

3. 针眼式

动作要领：仰卧在垫子上，屈双膝呈90°，勾脚跟，将左踝外侧放置右大腿面，双手抓住右膝后侧，右腿屈膝抬起，小腿平行于地面，吸气，右脚放松离开腹部；呼气，双手将右腿拉慢慢靠近腹部。反复练习数次。拉伸左髋外侧，稳定骨盆，启动核心。（图2-17）

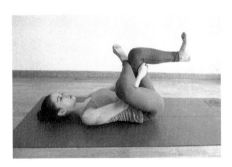

图 2-17　针眼式

功效：拉伸臀部和大腿外侧肌肉。

4. 单腿桥式

动作要领：仰卧在垫子上，屈双膝，双脚打开与髋同宽并放置于离骨盆约20cm处，吸气，将右腿屈膝抬起再直腿上蹬，使右腿垂直于地面，同时骨盆向上离地，保持骨盆两侧平行。呼气，回落。下一个呼吸换腿练习，反复练习数次。（图2-18）

功效：加强臀部和腰部肌群力量，提高骨盆稳定性。

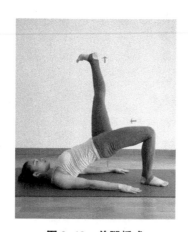

图 2-18　单腿桥式

5. 猫式单腿外展

动作要领：猫式进如体式，双膝跪在多功能抱枕或毛巾上，脚尖触地，脚底三点向后蹬[1]，右腿屈膝从大腿根向外展，稳定骨盆并保持两侧骨盆在一个水平面上，反复开、落。（图2-19）

功效：发展臀部肌肉力量，提高骨盆稳定性。

---

[1]脚底三点：大脚球、小脚球一个点，脚跟一个点，足弓一个点，用力发力方向参照山式的动作要领。

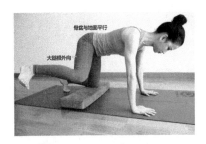

图 2-19　猫式单腿外展

6. 大拜式拉伸

动作要领：双膝跪在毛巾上，立脚跟，坐骨坐在脚跟上，双臂伸直，吸气，背部饱满，呼气，脊柱和头顶向头顶方向延伸。教练也可以站在练习者后面双手推练习者背部，使其被动拉伸。（图 2-20）

功效：拉伸腰部和脊柱，打开腰椎空间。

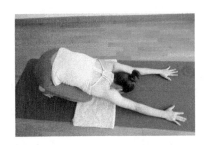

图 2-20　大拜式拉伸

7. 新月式

动作要领：屈右膝跪在多功能抱枕或毛巾上，脚跟立起，脚三点向后蹬；左腿大小腿成 90°，左膝关节在踝关节上方，小腿垂直、大腿平衡地面，右手上举，掌心向上，左手叉腰。吸气，脊柱伸直，呼气，右手向左侧拉伸 15°，教练压住练习者的右掌与之抗阻。（图 2-21）

功效： 帮助拉伸髂腰肌。

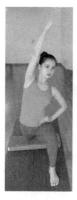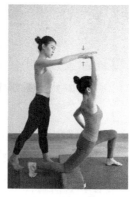

左展 15°　　　　　　　抗阻拉伸

图 2-21　新月式拉伸

（三）打开腰椎空间

1. 山式正位

动作要领： 山式细节做出来，脚的三个点用力压地，足弓用力上提，大腿四周肌肉吸进骨骼，启动臀中肌，颈部在肩部中央保持正中位。在大腿处夹砖，小腿上端和大腿上端分别绑上伸展带，脚趾和足弓用力，大脚球、小脚球及脚跟用力压地面，大腿前侧肌肉向腹股沟方向上提。

功效： 加强腿部力量，打开腰椎空间。

2. 山式辅助练习

动作要领： 俯卧在垫子上，俯卧山式，脚蹬墙，双臂伸直，额头放置于垫子上，头顶向前顶，脚跟向后蹬。（图 2-22）站立山式瑜伽砖、弹力带辅

助山式。(见图 1-48)

功效：对于初学者，利用俯卧山式帮助建立打开脊柱空间的感知。

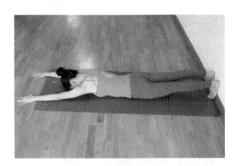

图 2-22　俯卧山式

温馨话语：山式正位，打开空间建议每天练习，练习时间 10~15min，持续练习至少半年。

(四) 建立腰椎力量

1. 球桥式

动作要领：练习者仰卧在垫子上，双脚脚跟蹬在大球上的三分之一处，小腿平行于地面，吸气，从骶骨开始一节一节向上抬起脊柱，启动核心。教练可以向左右两侧不停轻轻摇动球，让练习者保持平衡来稳定骨盆。如果骨盆不稳定，臀肌无力则会引起腰椎的代偿。(图 2-23)

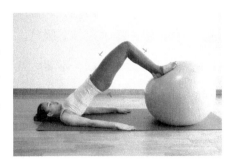

图 2-23　球桥式

功效：启动核心，稳定骨盆，建立腰部和臀部肌群力量。

2. 球肘板式

动作要领：屈双肘将双肘撑在球的三分之一处，用核心控制身体。

功效：稳定骨盆，建立核心力量，加强背部躯干力量。

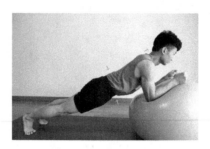

图 2-24　球肘板式

3. 蝗虫式变体

动作要领：俯卧在垫子上，双脚蹬墙，臀肌放松，坐骨并向脚跟方向伸，头顶百会穴向前顶，脊柱保持在正中位，骨盆稳定，双手前伸。吸气，额头和手掌离开地面约 5cm，不要太高，在伸展脊柱空间后发展腰部力量。反复练习多次，每次练习到极限再休息。(图 2-25)

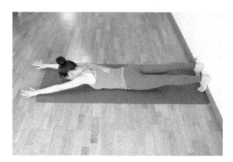

图 2-25　蝗虫式变体

功效：建立多裂肌、背部肌群力量。

4. 墙绳倒挂

动作要领：利用椅子上墙绳，束脚式倒挂在墙上，约 5min。(图 2-26)

功效：拉伸脊柱，牵引作用。

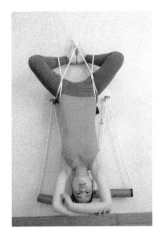

图 2-26　墙绳倒挂

注意：建议墙绳倒挂 5min 即可。下墙绳后，需要做一个抱臂前屈以缓冲血压回流速度。

（五）放松

1. 半桥式

动作要领：仰卧在垫子上，屈双膝，将双脚放置离臀部约 40cm，吸气，从骶骨开始一节一节向上推起脊柱，呼气，从颈椎到骨盆一节一节落下。（图 2-27）

功效：灵活脊柱。

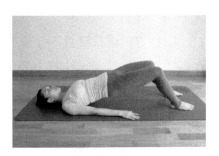

图 2-27　半桥式

2. 摊尸式

腰椎下垫毛巾或腰桥。毛巾卷紧，高低因人而异。

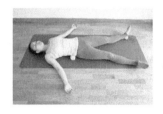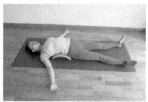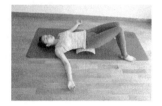

图 2-28　摊尸式

温馨提示：每个动作练习的时间因人而异，一般每个动作练 3~5min，或者 10~15 次均匀呼吸，每次课强度在个人能接受的范围内，不宜过少，但必须在空间打开，稳定骨盆，核心启动的基础上加强力量练习，才能达到事半功倍的效果。

本章小结

1. 练习时请按照以下步骤进行

步骤一：腰椎问题急性期不建议进行瑜伽练习，采用 RICE 原则，即完全休息—冰敷—加压—抬高患肢；

步骤二：进入二期，不疼或缓解的情况下做被动牵引练习；

步骤三：第三期再介入瑜伽理疗方法；

步骤四：核心肌肉包括多裂肌、盆底肌、腹横肌和膈肌。

2. 腰椎问题瑜伽理疗方法小结

* 骨盆式呼吸，激活腰椎和骨盆。

* 脊柱三维画圈，活化骨盆带周围肌肉。

* 拉伸骨盆带四周肌肉。

* 骨盆正中位。

* 建立骨盆带力量。

温馨话语：腰椎间盘突出患者，练习时必须谨慎，前屈动作请务必用屈髋进入，避免屈腰代偿。腰椎间盘突出不建议练腘绳肌的拉伸，[1] 例如下犬式等体前屈类型的动作；高血压患者不能练下犬式。有以上问题均可用五月婴、冥想和呼吸来调整，自然缓慢地呼吸，不要屏气。

辅助练习：五月婴动作，完全式呼吸：吸气时，肚脐至两侧腹股沟这个三角区收紧，而肚脐以上至胸腔打开，呼气时，两侧肋骨向对侧髂骨收，启动腹内外斜肌。（图2-29）

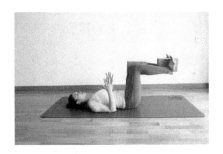

图2-29　五月婴呼吸

功效：唤醒多裂肌、膈肌、盆底肌和腹外斜肌知觉，核心启动。

---

[1] 有腰椎间盘突出的人，腘绳肌拉伸可以用仰卧举腿式，见图1-38。

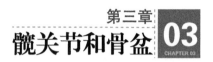

第三章 髋关节和骨盆

第一节　髋关节和骨盆解剖特点

一、髋关节和骨盆的结构

（一）髋关节的结构

髋关节是由股骨头和髋臼构成球窝关节[1]，髋关节囊将髋关节牢固稳定。髋关节囊中的韧带有：前侧和上束的髂股韧带、下束的耻股韧带和后方由深层环状纤维构成的沙漏状。

（二）骨盆的结构

1. 骶髂关节[2]：骶髂关节与髂骨相对应的耳状面构成一个平面关节。其有骶髂前韧带和骶髂后韧带得到牢固，加上嵌合紧密关节面和厚实的关节囊，

---

[1] 李世昌. 运动解剖学 [M]. 北京：高等教育出版社，2017：110-111.
[2] 李世昌. 运动解剖学 [M]. 北京：高等教育出版社，2017：106-107.

加上狭窄的关节腔，骶髂关节非常牢固，不过，它们又使得骨盆在运动时具有弹性，得到缓冲的功能。

2. 耻骨联合：耻骨联合是由纤维软骨的耻骨间盘将左右两侧的耻骨连结构成，[1] 此外，其由耻骨前韧带、耻骨上韧带、耻骨弓状韧带，以及从前、上、下加以稳固。

3. 骨盆：骨盆是由左右两侧髂骨、骶骨和尾骨构成，是稳定人体重心的重要关节。其由骶骨岬、弓状线与耻骨联合上缘为界线，骨盆分为上方的大骨盆和下方的小骨盆。骨盆是躯干与下肢连接，也是躯干坚实的底座。骨盆具有一定的倾斜度[2]，倾斜度过大或过小都会导致脊柱的畸形。如脊柱侧弯。

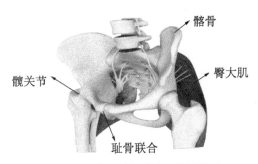

图3-1　骨盆、耻骨联合、骶髂关节

图3-1来源 ［美］瑞隆（Ray Long）著，［美］克里斯·麦西尔（Chris Macivor）绘图，《瑜伽3D解剖书Ⅰ：肌肉篇》，赖孟怡，译，北京联合出版社，2015年12月第4版第57页。

（三）髋关节和骨盆的肌肉

髋关节和骨盆的肌群：梨状肌、股方肌、闭孔内肌、上孖肌、下孖肌、

---

[1] 耻骨间盘是有纵行裂隙，有一定的缓冲功能。
[2] 人体直立时，女性骨盆前倾度约60°，男性50°～55°。

闭孔外肌、腰大肌、髂肌臀小肌、臀中肌、臀大肌股、四头肌、缝匠肌、半膜肌、股二头肌、半腱肌、收肌、耻骨肌、短收肌、长收肌、大收肌、阔筋膜张肌、臀三角肌。

二、髋关节和骨盆的整体运动

髋关节的运动：屈、伸、外展、内收、旋内、旋外、环转。

骨盆相对于下肢的运动：前倾、后倾、左右侧倾、左右回旋、环转。

三、髋关节和骨盆的损伤及因素

（一）坐骨神经痛

坐骨神经从大腿分布到小腿直至足部。坐骨神经痛是指坐骨神经被压后，沿坐骨神经分布的各个部位出现的放射性疼痛，可分为原发性坐骨神经痛，其由坐骨神经炎引起，继发性坐骨神经痛是由腰椎和椎间盘病变、骶髂关节或盆腔疾病而引起。[1]

（二）梨状肌综合征

梨状肌位于臀大肌下，其 1/3 段分界正好处在坐骨大孔出口，其上附有臀上神经、坐骨神经和臀下神经，当梨状肌受到腰椎、骶骨、骶髂关节病变刺激时，会出现痉挛、肥大导致压迫坐骨神经而引起坐骨神经放射性疼痛。[2]

---

[1] 汪华侨. 功能解剖学 [M]. 3 版. 北京：人民卫生出版社，2018：371-372.
[2] 睡天鹅式可以很好地缓解梨状肌综合症，见本章第二节，放松部分。

（三）臀中肌综合征

臀中肌显扇形，起于髂骨翼外面止于大转子外上角。其在人体站立时稳定骨盆和躯干，例如，人体步行迈步时，臀中肌起到左、右髋部平衡作用，另外臀中肌有髋关节外展、内旋、外旋功能。臀中肌损伤症状出现局部肌挛缩、粘连，活动受限。如果臀上神经受损，臀中肌麻痹，患者步行时会表现出跛行。

第二节　髋关节和骨盆的瑜伽理疗

如前所述，瑜伽中错误的练习导致不同关节的损伤，而越不稳定的关节越容易损伤。由于解剖学的特点，髋关节和骨盆稳定性非常好，因此，瑜伽动作中对髋关节和骨盆的损伤概率较小，相反，很多瑜伽动作对髋关节和骨盆问题有着很好的修复功能。[1]

一、瑜伽理疗方法与手段

（一）髋关节和骨盆的放松与激活

1. 简易坐前屈呼吸

动作要领：以山式坐姿进入动作，屈双膝，两条小腿 1/2 处交叉，双膝与髋同宽，脚尖回勾。吸气，坐直脊柱向上伸直。呼气，屈髋，双手杯形手

---

[1] 久坐人群容易产生坐骨神经痛的骨盆疼痛、梨状肌综合、臀中肌综合症。

沿着垫子缓缓向前伸，同时坐骨向后延伸，形成手和臀的掎抗。感受两侧臀部和脊柱的拉伸，保持 5 次均匀呼吸。（图 3-2）

功效：放松骨盆，拉伸背部和脊柱。

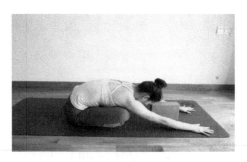

图 3-2　简易坐前屈

注意：屈髋向前，保持脊柱伸直。

2. 骨盆呼吸

动作要领：仰卧在垫子上，屈双膝，双脚打开与髋同宽，双脚并放置于离骨盆约 20cm 处，吸气，坐骨下压，骨盆前倾，腰椎离地；呼气，骨盆后倾稍离开地板，腰椎压向地板，启动核心。（见图 2-7 骨盆呼吸）

功效：放松身体，集中注意力。

3. 猫式脉动

动作要领：从基本猫式进入动作，吸气，坐骨慢慢向后坐在脚跟上，同时手向前伸，过渡到大拜式，拉伸臀部、脊柱、腰部、背部；呼气，坐骨离开脚跟缓缓回到基本猫动作。反复练习数次。（图 3-3）

功效：拉伸两侧腰、背部和臀部。

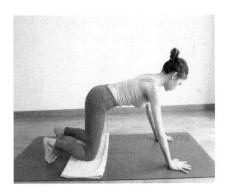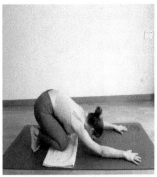

图 3-3　猫式脉动

4. 高位猫

动作要领：基本猫动作进入，杯型手支撑在双膝前侧约 20cm 处，吸气，坐骨向后向上，胸骨向前向上；呼气，坐骨回收同时拱腰拱背，手推地，使得背部饱满，胸椎被激活。（见图 2-9 高位猫伸展式）

功效：激活脊柱。

5. 肘位猫

动作要领：屈手肘，将手肘放置膝盖前约 30cm 处，吸气，将右臂向外向上带起，稳定骨盆，肚脐—胸骨—右肩依次向上翻转，呼气，回落。下一轮呼气换另一侧手练习。（见图 2-10 肘位猫伸展式）

功效：伸展脊柱。

6. 骨盆画圈

动作要领：基本猫进入动作，吸气，骨盆推向右后方，从右后起骨盆前倾送到左后方；呼气，骨盆后倾从左画到右。（见图 2-11 骨盆画圈）

功效：激活骨盆和腰椎。

注意：腰椎要放松。

7. 胸椎画圈

动作要领：基本猫进入动作，稳定肩部和骨盆，用胸椎段从右—前—左—后画圈。（见图 2-12 胸椎画圈）反复练习数次后，反方向做。（见图 2-12 胸椎段画圈）

功效：激活胸椎。

8. 躯干平面画圈

动作要领：大拜式放松，拉伸脊柱和背部，吸气，臀部从右后方起向—右肋骨向右外侧推—送到右肩向右外侧推；呼气，送到左肩向左外侧推—送到左肋骨向左外侧推—送到左髋向左后方推。躯干平面画圈，反向练习。（见图 2-13 骨盆、胸椎、肩部依次画圈）

功效：激活脊柱。

（二）髋关节和骨盆的拉伸

1. 雨刷式

动作要领：从仰卧进入，双膝打开比髋宽，双腿左右摆动，同时自己体会哪侧大腿外侧更紧，紧的一侧多练，教练可以帮助推紧的一侧。（见图 2-15 雨刷式）

功效：放松腰椎和骨盆。

2. 老板腿左右拉伸

动作要领：仰卧垫子上，吸气，双腿屈膝倒向左侧，左踝外侧放置右膝外侧，左踝外侧稍用力使右膝内侧缓缓接近地面，双臂平伸，头转向右侧，拉伸右大腿和右腰，以及右侧背部。呼气，双腿同时转向右侧，右侧腿放置地面，左腿屈膝立起，左踝外侧顶住右大腿处，头转向左侧，拉伸左侧腰部和髋部。（见图 2-16 老板腿）

功效：拉伸臀、腰及大腿外侧的肌群。

3. 针眼式

动作要领：仰卧在垫子上，屈双膝呈 90°，勾脚跟，将左踝外侧放置右大腿面，双手抓住右膝后侧，右腿膝抬起，小腿平行地面，吸气，右脚放松离开腹部；呼气，双手将右腿拉慢慢靠近腹部。反复练习数次。拉伸左髋外侧，稳定骨盆，启动核心。（见图 2-17 针眼式）

功效：拉伸臀部和大腿外侧肌肉。

4. 仰卧扭脊式

动作要领：仰卧在垫子上，吸气，屈双膝保持大、小腿 90°，勾脚跟，呼气，双腿同时向右扭转，左膝放置右腿上，双臂打开与肩平，头左转，反方向练习，反复练习数次。（图 3-4）

功效：放松腰部，拉伸大腿外侧。

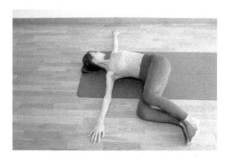

图 3-4 仰卧扭脊式

5. 下蹲平衡式

动作要领：山式站立进入动作，吸气，两脚打开与肩同宽，两手平举；呼气，屈膝下蹲，脚掌向外打开，膝关节正中线保持与第二、三脚的缝隙，双手合十，屈两肘并顶在大腿内侧。吸气，脊柱伸直，呼气，保持脊柱延伸。保持 5 次均匀呼吸。（图 3-5）

功效：拉伸髋部，促进血液回流到盆腔内。

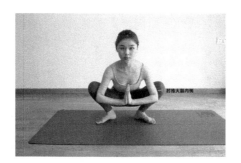

图 3-5　下蹲平衡式

6. 鸟王式

动作要领：山式站立进入动作，吸气，双臂互抱，右下左上。双肘尽量交叉后右臂向内，左臂向外两手臂缠绕一起，呼气，双腿屈髋屈膝，右腿抬起放置左大腿上方，继续屈左膝下蹲，将右小腿缠绕在左小腿后。吸气，伸直脊柱；呼气臀部向后向下坐，肘部向上向前伸，形成抗阻。（图3-6）

功效：拉伸脊柱、背部、臀部和大腿外侧肌群，提高平衡能力，增强大腿力量。

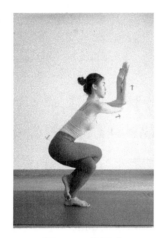

图3-6 鸟王式

注意：臀部下蹲时，肘部向反拉伸，臀部拉伸感才强。

7. 武士坐

动作要领：山式坐姿进入动作，吸气，屈左膝将左脚跟放置右臀外，同时，右腿屈膝放置左腿上方，右脚放在左膝外地面上。双膝尽量靠拢，臀部坐在两脚之间。（图3-7）

功效：拉伸大腿外侧和臀部，滋养盆腔，调整骨盆高低，加强骨盆稳定性。

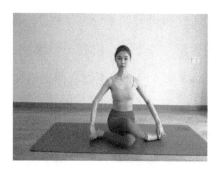

图 3-7 武士坐

8. 单腿幻椅式

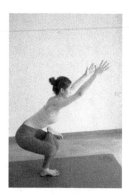

动作要领：山式站立，吸气，双臂上举，掌心相对，屈右膝将右踝外侧放置左大腿前侧，呼气，坐骨斜下 45°半蹲，而双臂用力向斜上 45°拉，形成拮抗。保持 3~5 次呼吸。（图 3-8）

功效：拉伸臀肌群，调整骨盆高低，加强骨盆稳定性。

图 3-8 单腿幻椅式

（三）建立骨盆周围肌肉的力量

1. 蚌式系列

（1）90°蚌式

动作要领：左侧卧进入动作，吸气，屈双膝，大腿与髋关节呈 90°，大、小腿也成 90°；呼气，右大腿腹股沟向外打开，双脚内侧贴紧，吸气回落，呼气打开。（见图 1-47）

功效：启动臀中肌感知，加强臀中肌力量

注意：脊柱保持伸直，练习时，必须大腿根部向外发力，才能启动臀中肌。

（2）120°蚌式

动作要领：右侧卧在垫子上，吸气，屈双膝，大腿与髋关节呈120°，大、小腿也呈90°，呼气，双脚内侧贴紧，左大腿腹股沟向外打开，吸气，回落，呼气，打开。练习数十次。（图3-9）

功效：启动臀小肌感知，加强臀小肌力量。

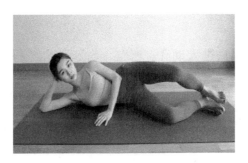

图3-9　120°蚌式

（3）加强蚌式

动作要领：右侧卧在垫子上，吸气，屈双膝，大腿与髋关节呈90°，大、小腿也呈90°，双脚和小腿离开地面，膝部大腿以上贴在地面，呼气，左大腿腹股沟向外打开，双脚内侧贴紧；吸气，回落，呼气，打开。练习数十次。（图3-10）

功效：增加阻力，加臀中肌力量

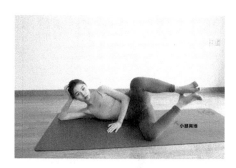

图 3-10　加强蚌式

2. 猫式系列

（1）猫式单腿侧展

动作要领：基本猫进入动作，吸气，右腿从大腿根发力，向外打开约45°，呼气，回落，保持左、右骨盆在一水平面上，这个动作是练习左臀力量，即正确的练习动作会使左臀感到累，而不是右臀，反复练习5次。（见图2-19 猫式单腿外展）

功效：增强臀部力量，稳定骨盆。

注意：练习时始终保持大、小腿90°。

（2）猫式单腿画圈

动作要领：基本猫进入动作，吸气，右腿从大腿根开始向外—向前—向后画圈；呼气，回落。保持左、右骨盆在一水平面上。与猫式单腿外展相同，这个动作也是练习左臀力量，反复练习5次。（图3-11）

功效：加强臀部力量，提高骨盆稳定性。

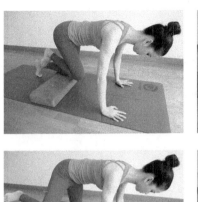
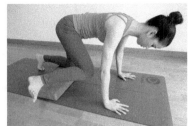
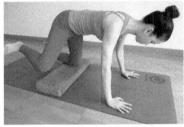
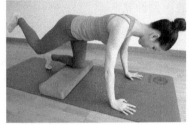

图 3-11 猫式单腿画圈

注意：弹响髋问题，其原因是髂胫束过紧，屈髋时髂胫束与股骨头的大转子摩擦而导致髋关节"咯咯"声音。改善髂胫束过紧问题，可以用泡沫轴上、下滚动髂胫束。（图 3-12）

功效：改善髂胫束过劲，大腿外侧肌群僵硬。拉伸大腿外侧见图。

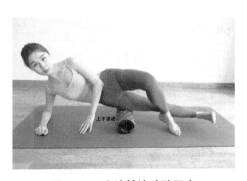

图 3-12 泡沫轴滚动髂胫束

（3）美人腿

动作要领：（以右腿为例）：站立，双脚打开，右腿向左腿后方交叉，两脚脚尖保持在一水平面上，屈左腿，右腿伸直，吸气左手叉腰，右手上举；呼气上体向左侧，拉伸右大腿和右骨盆外侧的肌群，缓解髂胫束综合症。（图3-13）

功效：拉伸髂胫束。

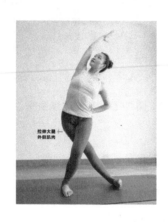

拉伸大腿
外侧肌肉

图3-13　美人腿

（4）战士一变式脉动[1]

动作要领：山式站立进入动作，吸气，双臂上举；呼气，屈髋身体向前向下，双手放置双脚外侧，吸气，延展脊柱；呼气，左腿向后大迈一步，成右弓步，右腿大、小腿屈90°，膝关节在踝关节上方，小腿垂直地面，大腿平行地面。吸气，双臂上举，掌心相对；呼气，双手放置髂骨上棘处，吸气，右臀发力向后上方推带动右腿蹬直，呼气，回落，反复练习数次。（图3-14）

功效：唤醒臀部肌肉感知，加强臀肌力量。

---

[1]脉动是指在瑜伽动作练习中，动作随一呼一吸上下或左右不停地运动。

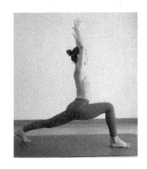
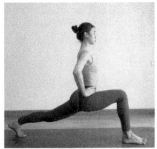
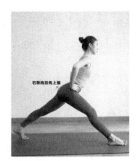

图 3-14 战士一变式脉动

注意：这个动作发力点在右臀，因此，练习时强调右臀向后上方推，深感右臀肌群发热。

（5）侧弓步变式脉动

动作要领：双腿打开约为自己一条腿长，吸气，屈双臂互抱于胸前，呼气，屈右膝，重心移至右腿，同时右臀发力向右脚跟下蹲，身体稍前屈，脊柱伸直。吸气，右臀继续发力向上起身，呼气再下蹲，反复练习数次。[1]

功效：发展臀肌力量。

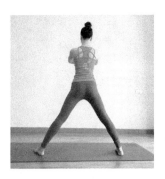
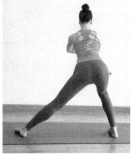

图 3-15 侧弓步变式脉动

[1]侧弓步变式脉动对原发性坐骨身体痛有较好的治疗作用。

注意：侧弓步变式脉动时，无论是蹬还是起，均由屈髋一侧臀部发力，感受屈髋的臀肌被拉伸，同时感受臀肌有发热感和疲劳感，而不是大腿或膝关节发力。

（6）幻椅式脉动

动作要领：山式站立，双脚的大脚球、小脚球脚跟压地面，足弓上提，大腿前侧肌肉上提，同时大腿四周肌肉用力吸向股骨，启动臀中肌。吸气，双臂上举，呼气，屈髋屈腿，下蹲来到幻椅式，大小腿尽量保持90°，小腿在脚踝上方并垂直地面，保持腿的正位线。吸气，利用臀部发力回到山式，呼气，再下蹲。一吸一呼，脉动起来。（图3-16）

功效：唤醒臀中肌知觉，加强臀中肌力量。

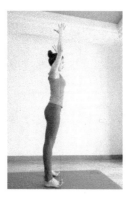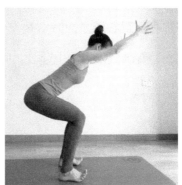

图3-16　幻椅式脉动

（四）髋关节和骨盆周围肌肉的放松

1. 单腿幻椅式

动作要领：山式站立，吸气，重心移到左腿，屈右腿，右脚脚尖回勾，将右脚脚踝外侧放置左大腿前侧，呼气，双臂上举，屈髋屈腿，左腿下蹲来到幻椅式，左腿大、小腿保持90°，小腿在脚踝上方并垂直地面，保持腿的正位线。（见图3-8 单腿幻椅式）

功效：放松术前，再次拉伸右臀和右大腿外侧肌。

2. 睡天鹅

动作要领：下犬式进入动作，吸气，左腿屈膝向前，将小腿外侧平放在地面上，右脚伸直，右大腿根内旋将大腿面放置地面，保持两侧骨盆在一个水平面上，呼气，身体向左大腿方向俯下。（图3-17）

功效：拉伸梨状肌、大腿外侧肌群，睡天鹅式治疗梨状肌综合征有显著效果。

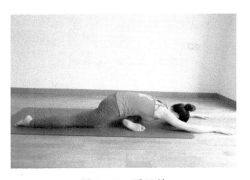

图3-17 睡天鹅

3. 简易坐前屈

动作要领：以山式坐姿进入动作，屈双膝，两条小腿1/2处交叉，双膝与髋同宽，脚尖回勾。吸气，坐直脊柱向上伸直。呼气，屈髋，双手杯形手沿着垫子缓缓向前伸，同时坐骨向后延伸，形成手和臀的拮抗。感受两侧臀部和脊柱的拉伸，保持数次均匀呼吸。（见图3-2）

4. 武士坐前屈

动作要领：山式坐姿进入动作，吸气，屈左膝将左脚跟放置右臀外，同时，右腿屈膝放置左腿上方，右脚放在左膝外地面上。双膝尽量靠拢，臀部坐在两脚之间。（图 3-18）

功效：拉伸大腿外侧和臀部，滋养盆腔。

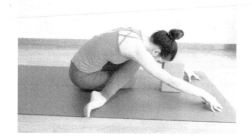

图 3-18　武士坐前屈

二、产后引起骨盆区域疼痛的症状及理疗思路

1. 因耻骨联合区域的紧张酸痛：拉伸耻骨区域，如新月式等。

2. 因耻骨联合分离疼痛：先调整骨盆，加强大腿内收肌和耻骨肌内收的练习，如双角式；同时加强腰肌的力量。

3. 骶髂关节疼痛：先调整骨盆，建立核心、腰背和骨盆区域的力量，如猫式单腿侧展，稳定骨盆的平衡动作。

4. 髋关节疼痛：加强大腿内收肌和臀中肌的力量。如蚌式。

5. 坐骨神经痛：放松梨状肌，如睡天鹅、武士坐、针眼式等，加强臀中肌、大腿内收肌与臀肌的力量，如高位起跑步及站立动作。

本章小结

由于髋关节和骨盆是一个整体，因此在瑜伽理疗中，请遵循以下四个原则：

1. 放松和激活以骨盆画圈、腰椎画圈、胸椎画圈为主要手段。

2. 拉伸的肌肉主要以臀大肌、臀中肌、臀小肌、梨状肌、髂腰肌等。

3. 加强肌肉的力量部分围绕大腿内收肌群、臀大肌、臀中肌、臀小肌等。

4. 放松部分以拉伸为主。

骨盆问题与腰肌无力、腰肌损伤、大腿内收肌无力、盆底肌无力有关。

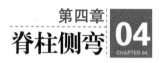

第四章 脊柱侧弯 04
CHAPTER 04

第一节　脊柱的解剖特点

一、脊柱的结构

脊柱的结构、脊柱生理弯曲、脊柱的功能在第二章开始部分已经涉及。脊柱侧弯与胸廓有千丝万缕的关系，所以，我们把胸廓解剖结构放在本章介绍。

胸廓的特点是横径较长，前后径较短，上部狭小，下部宽阔。由胸廓构成的空腔称为胸腔，内有心、肺等重要器官。

1. 胸廓的结构

（1）胸廓有四壁及两口。前壁较短，由胸骨、肋软骨及肋骨的前端构成，略向前凸并斜向前下方，与额状面约成 20°角。后壁略长，由胸椎及肋骨构成，略向后凸。胸廓的两侧壁由肋骨体构成。肋骨向前下方倾斜，又向内倾斜并与胸骨相连。

（2）胸廓上口狭小，斜向前下方，其横径大于矢状径，由第 1 胸椎、第 1 肋骨、肋软骨及胸骨柄上缘构成。胸廓下口宽阔，斜向后下方，横径大于矢状径，由第 12 胸椎、第 11、12 对肋骨和第 7 至第 10 肋软骨构成。

2. 肋间肌

肋骨之间为肋间肌。肋间肌分为肋间外肌和肋间内肌两种。肋间外肌位于肋间隙的浅层，上起上位肋骨下缘，肌纤维斜向分布的前下方，止于下位肋骨的上缘。肋间外肌收缩时，使胸廓横径和前后径增大，胸腔容积增加而形成吸气运动。肋间内肌位于肋间隙深层，起点于下位肋骨的上缘，肌纤维斜向的后上方，止于上位肋骨的下缘。肋间内肌收缩时，使胸腔上下和前后径变小，胸腔容积减少而形成呼气运动。

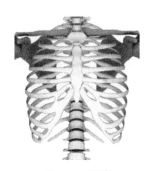

图 4-1　胸廓

图 4-1 来源：[美] 瑞隆（Ray Long）著，[美] 克里斯·麦西尔（Chris Macivor）绘图，《瑜伽 3D 解剖书 I：肌肉篇》，赖孟怡，译，北京联合出版社，2015 年 12 月第 4 版第 10 页。

3. 膈肌

胸廓底部为膈肌。膈肌为向上膨隆呈穹窿状的横纹肌。膈肌收缩时，穹窿顶向下移动约 1~7cm，因而使胸腔的上下径增加。胸腔容积增大而形成吸气运动。深吸气时，膈肌穹窿顶下降可达 6~10cm。膈肌放松时，穹窿顶上升，使胸腔上下径减少，胸腔容积变小而形成呼气运动。

4. 胸廓的骨性结构

肋骨和胸椎构成胸廓的骨性结构，限制胸椎运动。所有的脊柱都可能在三个面上扭转。

5. 与脊柱相关的肌肉（图4-2）

（1）肩胛提肌、斜方肌、菱形肌、背阔肌、竖棘肌 包括棘肌（内肌）、最长肌（中肌）、髂肋肌（外肌）是大肌群，其功效是运动肌。

（2）横突棘肌 包括半棘肌、多裂肌、回旋肌和深层短肌。

（3）腰大肌、腰小肌、髂肌、腰方肌。

（4）前锯肌、腹内斜肌、腹外斜肌、腹横肌、腹直肌。

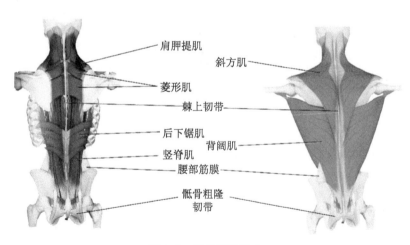

图4-2　脊柱部分肌肉

图4-2来源：［美］瑞隆（Ray Long）著，［美］克里斯·麦西尔（Chris Macivor）绘图，《瑜伽3D解剖书Ⅰ：肌肉篇》，赖孟怡，译，北京联合出版社，2015年12月第4版第107页。

二、脊柱侧弯

（一）脊椎侧弯的定义

侧弯又称脊柱侧凸：是指脊柱的一个或多个节段向侧方弯曲，脊柱旋转畸形。国际脊柱侧凸研究学会将脊柱侧凸定义为：应用 Cobb[1] 法测量站立正位 X 光像的脊柱侧方弯曲，如果角度大于 10° 则定义为脊柱侧凸。

脊柱侧弯分为：S 型侧弯和 C 型侧弯。

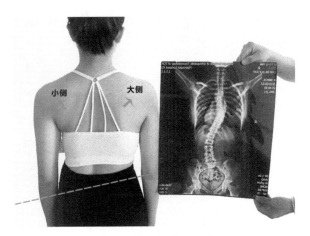

图 4-3　脊柱侧弯（S 型）

（二）脊柱侧弯的因素

1. 特发性脊柱侧弯：脊柱受力不均、营养缺乏、激素影响及遗传。

2. 先天性脊柱侧弯：脊柱椎体或肋骨发育畸形。

---

[1] 脊柱侧弯 Cobb 测量法：是以美国整形外科医生 John Robert 命名，用于在前后位平片上测量冠状位畸形角度。

3. 神经肌肉型脊柱侧弯：如脑瘫、脊髓空洞症、脊髓灰质炎、肌肉营养不良、神经纤维瘤病。

4. 后天性脊柱侧弯：如外伤、儿童成长期不良的生活习惯，玩手机、电脑和学习坐姿不正确等。

(三) 脊柱侧弯的临床表现

1. 头部不在骨盆的正上方。

2. 肩膀高低：内凹的一侧肌肉紧张，外凸的一侧肌肉薄弱。

3. 肩胛骨外翻，严重者出现"剃刀背畸形"，前锯肌薄弱，胸廓扭转。

4. 腰线不平衡。旋髋，两侧骨盆高低不等，有一上一下、一前一后、骨盆前倾、骨盆后倾。

5. 脊柱偏离正中线。

6. 两个手臂与身体之间的距离不同。

7. 胸廓不对称。

8. 覆盖在脊柱两侧的皮肤纹理不同。

9. 女性乳房位置不对称或大小不一。

10. 肋骨一侧突出。

11. 在做前屈体位时，肋骨外翻，双腿长度不一，双肩双髋不等同。

第二节　脊柱侧弯的瑜伽理疗

一、脊柱侧弯的评估

评估是瑜伽理疗师的一个必须熟练掌握的技能，评估的准确度直接影响后续的理疗方案和手段，甚至影响理疗的效果，如同一个医生给病人诊断。因此，在接到案例时，首先要有医院的诊断书、X 光片或 CT 片，再进行评估，最后给出理疗调整方案。

脊柱三维评估一览表

额状面		矢状面		水平面	
问题	原因	问题	原因	问题	原因
头偏向一侧	颈椎、肩膀、脊柱	胸椎过度后凸（驼背）	胸大肌、胸小肌、肋间肌紧张；背伸肌群薄弱；斜方肌中、下段拉紧	腰椎的扭转	同侧横突棘肌紧张，同侧腹外斜肌、对侧腹外斜肌紧张
高低肩	内凹的一侧肌肉紧张、外凸一侧肌肉薄弱	胸椎曲度变直（平胸）	背伸肌群紧张；胸大肌、胸小肌、肋间肌薄弱	骨盆旋转	内旋的一侧，内旋肌、髋屈肌群紧张，同侧腰椎旋转
翼状肩	前侧肌肉侧紧，后侧肌肉薄弱，胸廓扭转	腰椎过度前凸（塌腰）	骨盆前倾；前纵韧带过度拉伸，腹肌薄弱，腘绳肌薄弱；后纵肌群、腰后伸肌群、屈髋肌群紧张		
骨盆一高一低	同侧腰椎侧凸、对侧腰方肌紧张	摇摆背	胸椎后凸，骨盆后倾，髋关节过伸，背伸肌群，髋肌下部跟、髋屈肌群薄弱，腘绳肌紧张		

续表

额状面		矢状面		水平面	
问题	原因	问题	原因	问题	原因
手臂离身体距离不等	骨盆、脊柱不等	腰椎生理曲线消失（平板腰）	骨盆后倾，腘绳肌紧张，髋内收肌群薄弱		

评估技巧

一看：仔细观察前面、后面、侧面。

二前屈：患者双手合十，从颈椎开始脊柱一节一节向下弯曲。

三摸：用手摸脊椎、胸廓前后左右、骨盆高低。

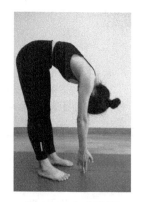

图4-4　合十前屈

二、脊柱侧弯的瑜伽理疗方法与手段

（一）脊柱放松和激活

1. 脊柱侧弯，脊柱两侧的肩胛骨、肋骨、胸廓会出现不同程度的一侧大一侧小，大的一侧肌肉无力，小的一侧肌肉萎缩，运用小侧呼吸法[1]激活脊柱萎缩一侧的肌群；通过脊柱划圈来活化脊柱[2]；骨盆调整；S型脊柱侧弯的调整、C型脊柱侧弯的调整、翼状肩的调整。

小侧呼吸

动作要领：吸气时小侧向外饱满地推出，呼气时小侧保持不变，大侧由外向里拉。[3]

一般人，尤其是脊柱侧弯的人，刚开始对小侧呼吸的理解和运用很难做到，那么我们可以通过一些辅助练习让他们体验和感受小侧呼吸。

体会小侧呼吸的辅助呼吸。

（1）完全式呼吸

动作要领：仰卧在垫子上，屈双腿，双脚放置垫上，一手放置腹部，一手放置胸部，体验完全式呼吸。吸气，肚脐到腹股沟从两侧向中间收住，两侧肋骨同时向四周扩展；呼气，两侧肋骨向斜下对角的腹股沟推。反复练习约20次。（图4-5）

功效：启动内核心，内核心肌肉包括腹横肌、腹外斜肌、腹内斜肌、多裂肌和盆底肌群。

---

[1]小侧呼吸法：吸气时，小的一侧饱满向外拉伸，呼气时，大的一侧向内收。
[2]脊柱划圈：通过身体的额状面、矢状面、水平面对脊柱进行划圈。其对脊柱的激活有显著效果。
[3]大侧、小侧是指同一对肋骨中出现一侧大而另一侧小。

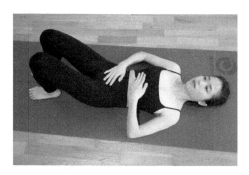

图 4-5　完全式呼吸

（2）鳄鱼式呼吸

动作要领：俯卧在垫子上，屈肘，双手掌重叠，额头放置于手背上；双脚打开比肩宽，脚尖朝外，脊柱保持正中位；吸气，将气从骶骨开始由下往上推开脊柱，呼气，耻骨推地，腹部、肚脐、胸骨由下往上推向地板，练习10~20次。（图 4-6）

功效：放松脊椎及脊柱两侧的肌肉。

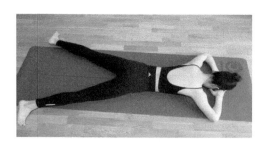

图 4-6　鳄鱼式呼吸

2. 筋膜球活化脊柱两侧小肌肉群，仰卧在垫子上，双腿屈膝，脚放置于垫面，两个筋膜球放置脊柱两侧，利用双脚蹬地，上下滚动筋膜球。（图 4-7）

功效：按摩腰肌群。

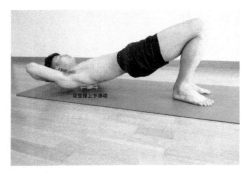

图 4-7　仰卧筋膜球上下滚动

3. 猫式系列：包括猫伸展式、高位猫、肘位猫、穿针引线、骨盆划圈、腰部划圈、肩颈划圈、躯干平面划圈等。

功效：激活脊柱和胸椎。

注意：猫式系列动作的重点是核心的启动。（见图 2-8 基本猫伸展）

（1）高位猫

动作要领：从基本猫动作开始，双手五指支持在双膝前约 20cm 处，吸气，坐骨向后再向上同时胸骨向前再向上；呼气，低头看肚脐，拱腰拱背。反复练习约 5 次。（见图 2-9 高位猫伸展式）

（2）肘位猫

动作要领：从基本猫动作开始，屈双肘支持，吸气，右肘向外向上打开胸部；呼气，回落。吸气，左肘打开向外向上；呼气，回落，反复练习约 5 次。

注意：伸直脊椎扭转，而不是颈椎扭转，避免颈椎受伤；僵硬一侧多练习几次。（见图 2-10 肘位猫伸展式）

（3）穿针引线

动作要领：从基本猫动作开始，吸气，右臂向外向上打开胸腔；呼气，右臂向下穿过左腋窝下向外伸长，伸展肩背部。

功效：拉伸背部，激活脊柱。

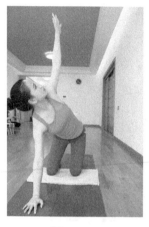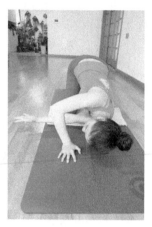

图 4-8-1   图 4-8-2

图 4-8　穿针引线

（4）骨盆划圈

动作要领：基本猫动作开始，骨盆左、前、右、后四个点划圈。反方向练习，约 5 次。

注意：稳定住胸椎段和颈椎，骨盆一带划圈，激活骨盆带。（见图 2-11 骨盆划圈）

功效：激活骨盆和腰椎。

（5）胸椎段划圈

动作要领：基本猫动作开始，稳定骨盆和肩颈，胸椎段左、前、右、后四个点划圈，反向练习，反复约 5 次。（见图 2-12 胸椎段划圈）

功效：激活胸椎。

注意：稳定住骨盆和颈椎段，胸椎段划圈。

（6）肩颈划圈

动作要领：基本猫动作开始，双手距离打开为 70~80cm，稳定骨盆和胸椎段，肩颈段左、前、右、后四个点划圈，反方向练习，约 10 次，（见图 2-14 肩颈划圈）

功效：激活颈椎和肩带。

注意：稳定住骨盆和胸椎段，用颈椎段划圈。

（7）躯干平面划圈

动作要领：基本猫进入动作，稳定肩部，骨盆和胸椎依次划圈。（见图 2-13躯干平面划圈）

功效：活化整个脊柱。

（二）用手法推肋间肌

1. 侧卧推小侧肌

动作要领：侧卧在垫子上，大的一侧在下，小的一侧在上[1]，吸气时，患者自己通过吸气将小侧向外推，同时，教练配合用食指和中指的指腹顺着两条肋骨的缝隙由外往里推（由腹外往脊柱推），每条肋骨的缝隙推三次。（图 4-9）

功效：被动式激活肋间肌。

---

[1] 通过评估，找到两侧的不平衡，一侧大而另一侧小，一般脊柱侧弯大于 20° 的都有比较明显的曲度。

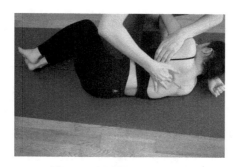

图 4-9 侧卧推小侧肋间肌

2. 鳄鱼式

动作要领：俯卧在垫子上，吸气时，患者自己通过吸气将小侧由内向外推，使萎缩的小侧变得饱满，教练配合其用食指和中指的指腹将小侧的肋间肌由外向内推；呼气时放松，配合呼吸，每一条肋间肌各推三次。(图 4-10)

功效：被动式激活肋间肌。

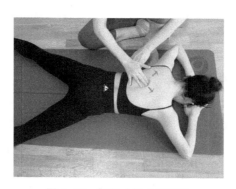

图 4-10 鳄鱼式推小侧手法

3. 侧卧小侧呼吸

动作要领：侧卧，将大的一侧在下，把毛巾垫在大的一侧下方，屈双膝，吸气时小侧饱满外推，呼气时大侧收进。反复练习约 10 次。如果时间充裕建

议练习数十次。（图 4-11）

功效：主动式激活肋间肌。

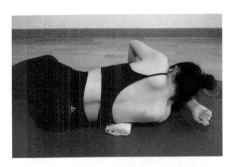

图 4-11 毛巾辅助侧卧小侧呼吸

4. 反侧卧小侧呼吸

动作要领：侧卧，小侧在下，大侧在上，患者吸气时，自己将小侧由内向地面推，同时教练将食指和中指指腹将小侧肋间肌由内向地面推；呼气时大侧收进，练习数次。（图 4-12）

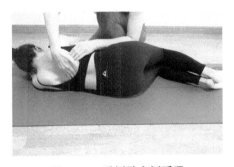

图 4-12 反侧卧小侧呼吸

（三）骨盆调整

激活和拉伸骨盆四周肌肉，紧的一侧则多拉伸数次，通过练习将高低骨盆调正。

1. 雨刷式

动作要领：仰卧在垫子上，屈双膝打开比髋宽，双腿从大腿根向左、向右同时摆动，体会哪侧大腿外侧更紧，紧的一侧多练。（见图 2-15 雨刷式）

功效：放松腰部肌肉，拉伸臀、腰以及大腿外侧的肌群。

2. 老板腿

动作要领：仰卧垫子上，吸气，双腿屈膝倒向左侧，左踝外侧放置右膝外侧，左踝外侧稍用力使右膝内侧缓缓接近地面，双臂平伸，头转向右侧，拉伸右大腿和右腰及右侧背部。呼气，双腿同时转向右侧，右侧腿放置地面，左腿屈膝立起，左踝外侧顶住右大腿处，头转向左侧，拉伸左侧腰部和髋部。（见图 2-16）

功效：拉伸臀、腰及大腿外侧的肌群。

3. 穿针引线

动作要领：从基本猫动作开始，吸气，右臂向外向上打开胸腔；呼气，右臂向下穿过左腋窝下向外伸长，伸展肩背部。（见图 4-8）

功效：拉伸背部，激活脊柱。

4. 新月式抗阻拉伸（紧的一侧拉伸）

动作要领：屈右膝跪在多功能抱枕或毛巾上，脚跟立起，脚三点向后蹬；左腿大小腿成 90°，左膝关节在踝关节上方，小腿垂直、大腿平衡地面，右手

上举掌心向上，左手叉腰。吸气，脊柱伸直；呼气，右手向左侧拉伸15°，教练压住练习者的右掌与之抗阻。（见图2-21）

功效：帮助拉伸髂腰肌。

5. 弓步小侧呼吸抗阻

动作要领：弓步，大的一侧异侧腿跪在垫子上（图4-13，图中患者右侧大，左侧小）左腿屈膝跪垫，左脚跟向后蹬，右臂上举，吸气时，小侧（左侧）饱满向外推；呼气时，右侧肩胛骨向内向下拉，教练将其掌心稳定。

功效：激活大侧肌群。

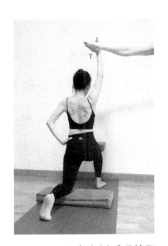

图4-13 弓步小侧呼吸抗阻

6. 束角式抗阻

动作要领：坐立在垫子上，屈双膝，脚掌相对，双肘压在大腿内侧，吸气时，脊柱伸直；呼气时，双腿大腿向上发力，同时双肘用力下压，形成抗阻。反复练习数次。（图4-14）

功效：拉伸骨盆，增强大腿内侧力量，提高脊柱稳定性。

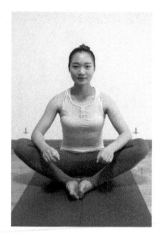

图 4-14　束角式抗阻

7. 猫式单腿外展

动作要领：对于两侧骨盆不平衡的患者，这个动作能改善骨盆僵硬无力的状况。猫式进入体式，双膝跪在多功能抱枕或毛巾上，脚尖触底，脚底三点向后蹬[1]，吸气时，右腿屈膝从大腿根向外展，稳定骨盆并保持两侧骨盆在一个水平面上，反复开和落数次。（见图 2-19）

功效：发展臀部肌肉力量，提高骨盆稳定性。

注意：这个动作是提高右臀力量，因此，需感受到右臀酸累，见图 2-19 猫式单腿外展。

（四）S 形脊柱侧弯调整

拉伸练习是脊柱侧弯调整的重要手段和方法，本案例是典型的 S 形脊柱

---

[1] 脚底三点：大脚球、小脚球一个点，脚跟一个点，足弓一个点，用力发力方向请看山式的动作要领。

侧弯，其左侧胸椎小，右侧腰椎小，伴随翼状肩为例。（见图4-3）

1. 婴儿式对侧拉伸

动作要领：婴儿式进入动作，左臂向左前方伸，右臂屈肘放置地面，小侧呼气练习。吸气时，左臂向左前上方拉伸，同时右髋向右后方拉伸。呼气时，右侧肩胛骨向内向下收回。反复练习数次。（图4-15）

功效：小侧呼吸唤醒深层肌群，拉伸小侧萎缩肌群，增强小侧肌肉群力量。

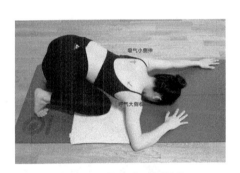

图4-15 婴儿式对侧拉伸

注意：呼气时启动核心，延展脊柱再拉伸。

2. 蝗虫式变体拉伸

动作要领：俯卧在垫子上，头顶向上延伸，脚跟蹬墙，右臂屈肘，五指张开趴地。坐骨向脚跟方向放松，整条脊柱延伸并放松，骨盆保持中位。吸气时，左臂向斜上方伸，启动并拉伸左背部小侧肌群。呼气时，右侧肩胛骨向脊柱和臀部方向回收，启动肩袖肌群。（图4-16）

功效：拉伸小侧萎缩肌群，激活大侧无力肌群。

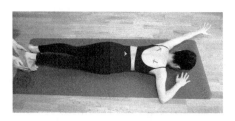

图 4-16　蝗虫式变体拉伸

3. 猫式变式

动作要领：从猫式进入体式，脊柱伸直与地面平行，左右骨盆稳定。吸气时，左臂向斜外伸，配合小侧呼吸，呼气时，右侧肩回拉，反复练习数次。（图 4-17）

功效：脊柱正中拉伸。

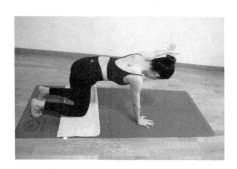

图 4-17　猫式对侧拉伸

注意：启动核心，左右骨盆在水平面上。

4. 对墙直角式变体

动作要领：站立面对墙，以髋为折点，上体前屈 90°直角式，右手握拳垫砖。左手杯型手，五指张开，脊柱伸直与地面平行。吸气，左侧往前拉伸，

把气推满左侧背部。左、右骨盆在同一水平面上，稳定骨盆；呼气，右侧肩胛骨向内向臀部方向回收。（图4-18）

功效：启动核心，唤醒和拉伸小侧背部肌群。

注意：如果是C形侧弯，只做脊柱同时拉伸，不做对角拉伸。

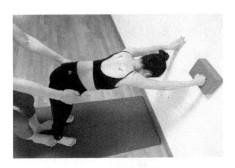

图4-18　对墙直角式变体

5. 门闩式变体

动作要领：左膝跪地，右腿伸直，吸气时，左手向斜上方拉伸，稳定骨盆。如果骨盆无法稳定，可以在左膝盖下垫砖，启动核心；呼气，右肩胛骨向内向下回收。（图4-19）

功效：唤醒和拉伸小侧背部肌群，加强大侧力量。

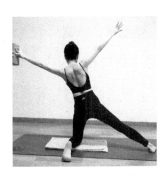

图4-19　门闩式变体

6. 对墙三角式变体

动作要领：左侧在外，右脚尖蹬墙，右手杯型手推墙，吸气，左侧向斜上方伸；呼气，右肩胛骨向内向下回收，启动核心，左右骨盆在同一水平面上。（图4-20）

功效：唤醒和拉伸小侧背部肌群，加强大侧力量。

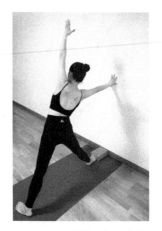

图 4-20　对墙三角式变体

7. 对墙新月式变体

动作要领：面对墙，左臂上举，左腿跪地，右手杯型手推墙，骨盆正中位，启动核心。吸气时，左侧上伸，左胸椎饱满推出；呼气时，右肩胛骨向内向下回收。如果只有左侧C形侧弯，则左臂向上、向右侧拉伸。（图4-21）

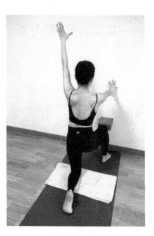

图 4-21　对墙新月式变体

8. 弹力带婴儿式变体

动作要领：从大拜式进入体式，加弹力带增加阻力。臀部和双手固定弹力带，吸气时，左侧伸，小侧呼吸配合，臀部向后伸；呼气时，右侧肩胛骨向内回收。启动核心，骨盆稳定。（图 4-22）

功效：抗阻练习，加强背部肌群力量。

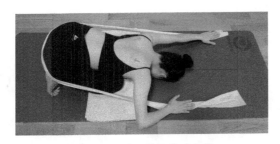

图 4-22　弹力带婴儿式变体

9. 弹力带猫式

动作要领：基本猫进入体式，加弹力带增加阻力。臀部和双手固定弹力带，吸气时，左侧伸，小侧呼吸配合，臀部向后伸；呼气时，右侧肩胛骨向内回收。启动核心，骨盆稳定。（图 4-23）

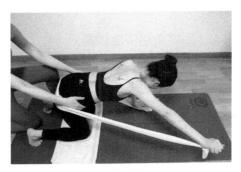

图 4-23　弹力带辅助猫式变体

功效：抗阻练习，加强背部肌群力量。

10. 弹力带下犬式

动作要领：从大拜式进入体式，加弹力带，吸气，臀部离开脚跟进入下犬式，吸气时，左侧伸，小侧呼吸配合，臀部向后伸。呼气时，右侧肩胛骨向内回收。启动核心，骨盆稳定。（图4-24）

功效：抗阻练习，加强背部肌群力量。

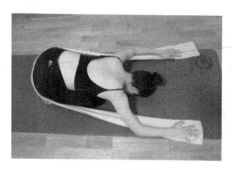 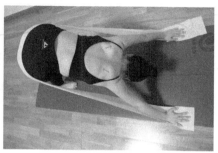

4-24-1（大拜式） 　　　　4-24-2（下犬式）

图4-24　弹力带下犬式

11. 四角桌平面抗阻

动作要领：基本猫进入体式，双手握拳，教练双手稳定练习者的骨盆，吸气，练习者头用力向前伸与教练抗阻，骨盆正中，启动核心，配合小侧呼吸。（图4-25）

功效：抗阻练习，加强背部肌群力量。

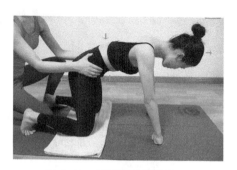

图4-25　四脚桌平面抗阻

12. 墙绳倒挂

动作要领：利用椅子上墙绳，束脚式倒挂在墙上，约 5min。（见图 2-26）

功效：拉伸、牵引脊柱。

（4）脊柱和骨盆正位

山式站姿配合小侧呼气

动作要领：双腿打开与髋同宽站立，双脚五个脚趾向上翘起，大脚球、小脚球压向地面，足弓上提，脚跟压地，大腿前侧肌群努力向大腿根上提，大腿四周肌肉像钳子一样掐向股骨；耻骨微微向前，坐骨向脚跟放松，使骨盆正位；脊柱向上延伸，双肩放松，肩胛骨下沉，下巴微收，使颈椎向上延伸，眼睛目视前方。稳定骨盆，核心要启动。配合小侧呼吸，吸气左侧背部向外扩张，呼气右侧背部内收，要求小侧呼吸精准到位，山式站立 10~15min。（图 4-26）

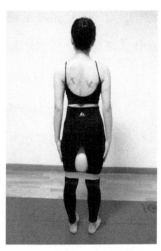

图 4-26　球、弹力带辅助山式

功效：建立正确站姿，骨盆正位，加强脊柱四周肌群力量。

温馨提示：核心启动不容易，"鱼嘴"呼气能启动核心力量，而"丝字"呼气能启动膈肌。大腿夹小球能启动大腿内收肌和盆底肌。

本章小结

通过一系列唤醒肌肉的练习，重塑正确体型和体态，建立肌肉力量。提醒患者将小侧呼气带入日常生活中，良好的习惯是通过长期训练培养出来的。

事实上，每个案例的脊柱问题都不同，因此，选择动作也不尽相同。请记住，始终遵守循序渐进原则，前一步没有调整好，就不做下一步。每次课动作选择几个合适您的案例，实用有效就可以了。调整脊柱侧弯注意事项：

1. 学会小侧呼吸是脊柱侧弯调整的关键。

2. 动作练习时刻带着核心去练习，稳定骨盆，脊柱正中位。

3. S 型脊柱侧弯练习是对角拉伸，C 形脊柱侧弯练习是同侧拉伸。

4. 配合手法推筋膜。

5. 跪姿练习时，如果骨盆不能稳定，可加辅助工具，将跪地的膝关节或手下垫砖，将身体抬高。

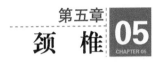

第五章 颈 椎 05
CHAPTER 05

第一节 颈椎的解剖特点

一、颈椎的结构

颈椎共七块，第一颈椎称为寰椎，由前弓、后弓和侧块构成。前弓后面的齿凹与第二颈椎的齿突形成关节。侧块上的椭圆形凹陷与颅底的枕髁形成关节，使头能作点头动作。第二颈椎称枢椎，枢椎有一个轴状的骨突称齿突。寰椎可围绕齿突作旋转运动。第七颈椎的棘突特别长，近似水平，末端不分权，形成结节，在皮下易触及，常用来计算椎骨序数。

观察椎孔和横突孔，可发现在第七颈椎处椎孔和横突孔最小，可以观察典型椎骨不规则椎体、侧面关节突、三角形椎孔和关节突的上关节面。

第三、第四、第五、第六颈椎的特征：椎体较小，左右径大于前后径，上面突起（形成侧缘关节），下面凹陷；椎孔较大呈三角形；所有颈椎（典型或非典型）的横突孔中都有椎血管走行（椎动、静脉、第七颈椎横突孔中无椎动脉走行）。

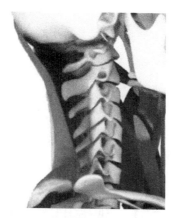

图 5-1 颈椎

图 5-1 来源：［美］瑞隆（Ray Long）著，［美］克里斯·麦西尔（Chris Macivor）绘图，《瑜伽 3D 解剖学 I：肌肉篇》，赖孟怡，译，北京联合出版社，2015 年 12 月第 4 版第 13 页。

（一）颈椎周围肌肉

1. 躯干与颈后部肌肉

横突间肌、棘间肌、多裂肌、枕下肌、头后小直肌、头后大直肌、头上斜肌、头下肌、头最长肌、颈最长肌、背最长肌、髂肋肌、头半棘肌、棘肌、夹肌、肩胛提肌、上后锯肌、下后锯肌、菱形肌、背阔肌、斜方肌。

2. 颈前面及侧面的肌肉

颈长肌、头前直肌、头侧直肌、头长肌、斜角肌、前斜角肌、中斜角肌、后斜角肌、胸锁乳突肌、肋间肌、肋提肌、胸横肌。

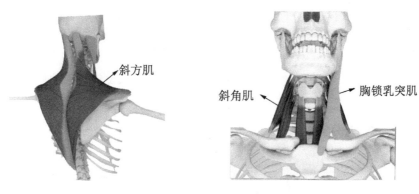

斜方肌

斜角肌

胸锁乳突肌

图 5-2 部分颈肌图

图 5-2 来源：[美] 瑞隆（Ray Long）著，[美] 克里斯·麦西尔（Chris Macivor）绘图，《3D 瑜伽解剖书 I：肌肉篇》，赖孟怡，译，北京联合出版社，2015 年 12 月第 4 版第191 页。

（二）颈椎连接的其他组织

1. 椎间盘。

2. 颈椎的椎间关节。

3. 颈椎的韧带，包括前纵韧带、后纵韧带、黄韧带。

二、颈椎的运动

1. 由于颈椎的椎体很小[1]，而椎间盘（较厚）是椎体的 1/3，这个结构使得颈椎有较强的运动动能。从侧面观察，椎体的矩形结构，轻微的限制了颈椎的侧屈运动，主要目的是保证颈椎的运动性和较强的稳定性。

2. 颈椎棘突长短不同，中段尤其是第四颈椎的椎骨棘突短有助于后伸运动。而下段的第六和第七颈椎的棘突较长，限制后伸过伸运动。

[1] 布朗蒂娜·卡莱·热尔曼. 运动解剖学书 [M]. 张芳，译. 北京：北京科学技术出版社，2013：66-68.

3. 两处的横突很宽，它们之间的链接限制侧屈运动。

4. 关节突关节面呈 45°，使得颈椎的侧屈伴随轻微的回旋。

总之，颈椎下段屈、伸、回旋的运动幅度较大，而侧屈运动的幅度较小。

三、颈椎病的因素

（一）颈椎病的病理改变

1. 椎间盘软组织退行性改变。

2. 骨骼排列紊乱，例如，小关节错位、生理弯曲消失、关节间隙变小等。

3. 周围组织退行性病变。

（二）颈椎病的症状

1. 主要症状有：头、颈、肩、背、手臂酸疼，脖子僵硬，活动受限。

2. 有的还伴随头晕，严重者出现恶心呕吐、卧床不起，甚至有少数有眩晕，猝倒现象。

3. 有的感觉背或手臂放射性疼痛，肩背沉重，上肢无力，手指发麻，肢体皮肤感觉减退，手握物无力等。

（三）颈椎病产生的原因

1. 职业

办公久坐，低头族、玩手机，长时间保持低头姿势。

2. 运动损伤

颈椎过度运动。

3. 年龄

随着年龄不断增长，颈椎组织增长退行性改变。

4. 颈椎先天发育异常

以上原因会引起颈椎退变和劳损，颈椎骨质疏松、增生、韧带肥厚、动脉硬化、管腔狭窄，而导致颈椎病产生。我们的调查显示，76.68%的人有颈椎病，而且越来越趋向年轻化。

第二节　颈椎的瑜伽理疗

一、易引起颈椎损伤的动作

(一) 头过度后仰动作

例如，骆驼式，见图1-18骆驼式。

(二) 头部扭转动作

例如，三角式的头部扭转。（图5-3）

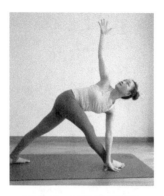

图 5-3 三角式头扭转

（三）头部支撑动作

例如，头手倒立、头肘倒立、肩肘倒立、梨式。

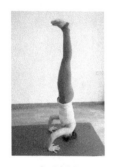 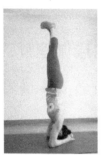 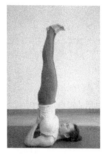 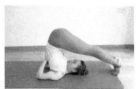

头手倒立　　　　　头肘倒立　　　　　肩肘倒立　　　　　　梨式

图 5-4 头部支撑动作

二、瑜伽理疗方法与手段

（一）颈椎的放松与激活

肩颈问题一半是因精神紧张引起，因此，在瑜伽理疗中首先让练习者放松，我们先从呼吸开始。

1. 呵字呼吸法及其呼吸方式

简易坐完全式呼吸

动作要领：坐在垫子上，屈双膝，两小腿二分之一处交叉，进行完全式呼吸[1]，吸气，打开胸腔和腹腔；呼气，发出"呵"声，练习数次。（图5-5）

功效：唤醒颈部周围的神经，激活颈周肌群。

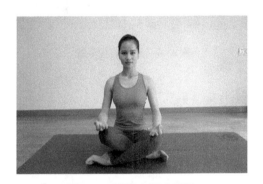

图5-5 简易坐呵字呼吸

注意：呼吸时，关注颈部前后，放松肩颈；有些练习者练习"呵"呼吸时，出现头晕现象，原因是紧张或屏气，建议躺下练习，可以缓解头晕问题。

2. 热身部分

（1）简易坐投降式

动作要领：简易坐，吸气时，双臂上举；呼气时，屈双肘下拉，反复练

---

[1] 完全式呼吸方法：吸气，肚脐以下到耻骨和腹股沟这个三角区上提，同时，胸腔、腹腔向四周打开；呼气，双侧肋骨向对侧内收，启动腹内外斜肌。

习约 10 次。

功效：活化上胸椎段，换醒颈部四周肌肉的知觉。

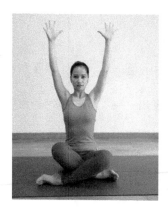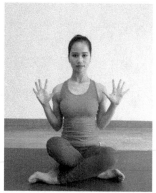

图 5-6　简易坐投降式

（2）简易坐肩部上提、下沉

动作要领：简易坐，吸气时，肩关节上提；呼气时，肩关节下沉，练习数次。（图 5-7）

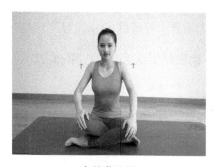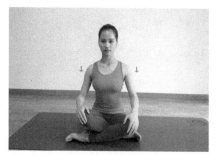

肩关节上提　　　　　　　　　　肩关节下沉

图 5-7　简易坐上、下提肩

（3）简易肩带旋肩

动作要领：简易坐，吸气时，肩带向上、向前，呼气时，肩带向下、向后旋肩。练习数次。（图5-8）

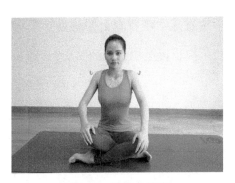

图5-8 简易坐旋肩

（4）简易肩扭转

动作要领：简易坐，吸气时，双臂上举；呼气时，肚脐、胸腔、肩膀依次向右扭转。吸气回，呼气反向练习，练习数次。（图5-9）

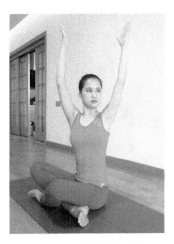

图5-9 简易坐扭转

3. 激活脊柱

（1）手法拉伸颈部肌群

练习者仰卧在垫子上，颈下垫卷毛巾，膝下垫抱枕，放松。

手法一：教练将手放置练习者背脊上，从第三根胸椎开始，手指沿着脊椎两侧由下往上拨—拉—提，提至枕骨，约5次。（图5-10）

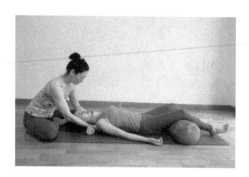

图 5-10　手法一

手法二：教练双手托住练习者的颈部，吸气时，缓慢将脊椎拉长；呼气时，从脖子根将颈椎向右转动，反向转动，各一次。（图5-11）

功效：通过以上手法可以辅助练习者拉伸和放松颈部僵硬的颈肌群。

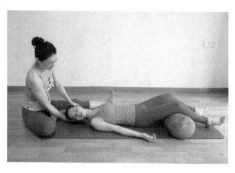

图 5-11　手法二

注意：呼气时向远处拉伸，吸气放松。手法完毕，练习者起身时，先向右侧卧放松片刻，起身时，身体先起头后起，避免头晕。

（2）活化胸椎

由于颈椎问题根基在胸椎，因此，练习先从激活胸椎开始。

＊高位猫伸展式

动作要领：从基本猫动作开始，双手五指支持在双膝前约 20cm 处，吸气，坐骨向后再向上，同时胸骨向前再向上；呼气，低头看肚脐，拱腰拱背。约 5 次。（见图 2-9 高位猫伸展式）

＊肘位猫伸展式

动作要领：从基本猫动作开始，屈双肘支持，吸气，右肘向外向上打开胸部；呼气，回落。吸气，左肘打开向外向上，呼气，回落。约 5 次。（见图 2-10 肘位猫伸展式）

注意：伸直脊椎扭转，而不是颈椎扭转，避免颈椎受伤；僵硬一侧多练习几次。

＊穿针引线

动作要领：从基本猫动作开始，吸气，右臂向外向上打开胸腔；呼气，右臂向下穿过左腋窝下向外伸长，伸展肩背部。（见图 4-8 穿针引线）

＊骨盆划圈

动作要领：基本猫动作开始，骨盆左、前、右、后四个点划圈。反方向练习，约 5 次。（见图 2-11 骨盆划圈）

注意：稳定住胸椎段和颈椎，骨盆一带划圈，激活骨盆带。

* 胸椎段划圈

动作要领：基本猫动作开始，稳定骨盆和肩颈，胸椎段左、前、右、后四个点划圈，反方向练习，约5次。（见图2-12 胸椎段划圈）

注意：稳定住骨盆和颈椎段，胸椎段划圈。

* 肩颈划圈

动作要领：基本猫动作开始，双手距离打开为70~80cm，稳定骨盆和胸椎段，肩颈段左、前、右、后四个点划圈，反方向练习，约10次。（见图2-14 肩颈划圈）

注意：稳定住骨盆和胸椎段，用颈椎段划圈。

(二) 拉伸斜方肌上部

由于长期低头保持一个动作，斜方肌上部僵硬，导致颈椎疼痛，因此，激活脊柱后，我们需要拉伸斜方肌上部，打开颈椎的活动空间。

"背背佳"拉伸：用4m伸展带，绑住肩部，双脚踩住伸展带的另一侧。（见图5-12）

功效：使肩胛骨和斜方肌上部向下拉，使得肩膀远离耳朵，放松僵硬的斜方肌上端，拉长颈部，放松脊椎。

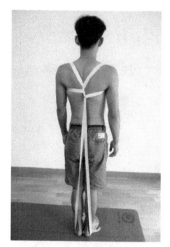

图5-12 "背背佳"
伸展带拉伸

(三) 颈部肌肉放松手法

1. "揉面式" 手法

动作要领：教练双手手指深入斜方肌上，从肩峰开始向颈部揉捏斜方肌上端。（图 5-13）

功效：被动式放松僵硬肩颈肌群。

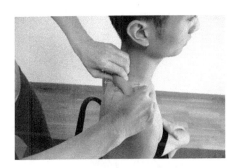

图 5-13　斜方肌揉捏手法

2. 筋膜球手法

动作要领：教练用筋膜球从斜角肌由上往下慢慢筋膜。（图 5-14）

3. 斜方肌侧拉伸

动作要领：头向左侧屈，让左耳靠近左肩，拉伸右侧斜方肌上部。（图 5-15）

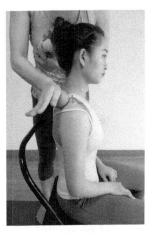

图 5-14　筋膜球手法

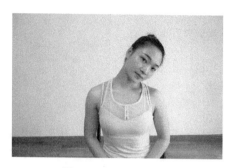

图 5-15　头向侧拉伸

4. 反向抗阻拉伸

动作要领：练习者左手压着右侧太阳穴，头向左侧屈，右侧颈部反向抗阻。（图 5-16）

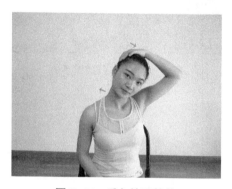

图 5-16　反向抗阻拉伸

5. 45°推墙拉伸

动作要领：侧面站在墙前，左手放在斜下 45°，左脚前右脚后，身体向右转，拉伸左侧肩颈部。（图 5-17）

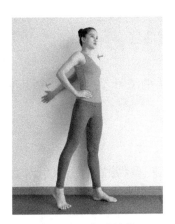

图 5-17 推墙拉伸

6. 反手拉伸

动作要领：站立，双手体后十指相握，右手把左手拉向右腰，头向右侧屈，拉伸左侧肩颈。（图 5-18）

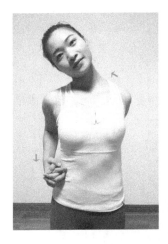 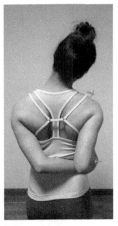

图 5-18 反手拉伸

（四）重塑颈椎生理曲线

整个颈椎生理曲线消失的练习者，需要重塑其生理曲线。

1. 简易鱼式

动作要领：仰卧屈双腿，双臂屈肘，双手掌心相对，吸气，肘部压地，胸部上推，背部离地。保持简易鱼式，做5~8次均匀呼吸。（图5-19）

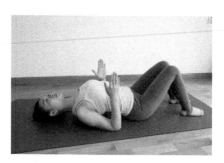

图5-19 简易鱼式

2. 毛巾辅助

动作要领：仰卧在垫子上，将毛巾卷紧约7cm，放置颈椎下。（图5-20）

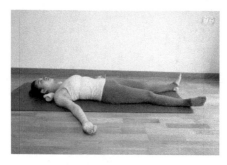

图5-20 毛巾辅助

注意事项：放松颈椎周围的肌肉，必须先做活化背部练习，手法放松，再练习颈部周围肌肉，必须按步骤做。

（五）颈部正位

颈椎有问题的多数人颈椎生理曲线都会发生颈椎强直或颈椎小错位，因此，在经过以上四个步骤练习后，第五步对颈部进行正位调整。

站立颈椎正位

动作要领：山式站立，下巴微微靠向喉节，头顶向上延伸，整个颈椎向后推，大臂推弹力带，双手掌心推砖，两侧肩胛骨下沉，肩膀远离耳朵。10~15 次均匀呼吸，做 2~3 组。（图 5-21）

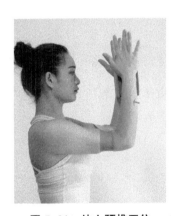

图 5-21　站立颈椎正位

（六）建立颈部力量

1. 小球抗阻练习

动作要领：颈椎先正位再做力量练习，山式站立或雷电坐，后脑勺处放置一小球，下巴微靠近喉节，头顶百会穴上顶，伸展颈椎，整个脖子和头与球抗阻。

功效：加强颈部力量。

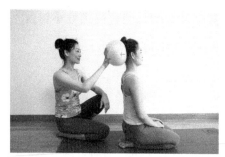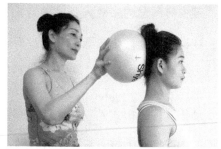

图 5-22　小球抗阻

2. 弹力带抗阻

动作要领：颈椎先正位再做力量练习，雷电坐或俯卧在垫子上，将弹力带放置后脑勺，下巴微靠近喉节，头顶百会穴上顶，伸展颈椎，整个脖子与弹力带抗阻。（图 5-23）

功效：加强颈部力量。

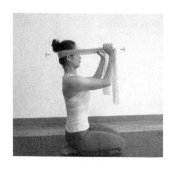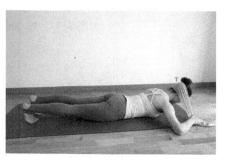

图 5-23　弹力带抗阻

注意：正确的颈部向后抗阻用力：下巴微内收，颈椎正位后整个脖子向后推，肩部放松肩胛骨下沉。切记，不可抬头颈部后仰。

3. 颈部左、右抗阻

动作要领：练习者头屈向左侧，教练站在练习者的后方将手放在练习者头右侧，练习者右侧脖子向反方向发力，进行颈椎肌肉抗阻练习。同样，左侧进行抗阻练习。（图5-24）

4. 蝗虫式抗阻

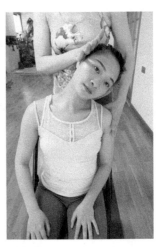

图5-24　颈部左、右抗阻

动作要领：练习者俯卧，额头放置地面，双臂屈肘，双手放置双肩两侧，双脚脚尖回勾脚趾顶地，脚跟用力顶墙，头顶用力向前推（目的是打开脊椎空间）。吸气时，额头、双手离开地面约五 cm，脖子和肩背同时向上发力。保持动作越久越好。（图5-25）

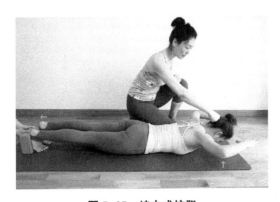

图5-25　蝗虫式抗阻

5. 俯卧投降式

动作要领：练习者俯卧，额头放置地面，双臂屈肘，双手放置双肩两侧，双脚脚尖回勾脚趾顶地，脚跟用力顶砖，头顶用力向前推（目的是打开脊椎空间）。吸气时，额头离开地面约 5cm，双臂伸直；呼气，屈双肘，肩向两侧肋骨下拉，同时胛骨向臀部方向用力。

功效：斜方肌上端拉长，发展斜方肌中端和下端力量。

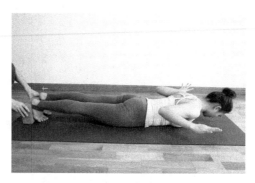

图 5-26　俯卧投降式

注意：颈部力量的建立，必须先打开脊柱空间，再建立力量。切记，脖子不可后仰。[1]

（七）手法放松

手法一：练习者仰卧在垫子上，屈双膝，为了让练习者更放松更舒适，

----

[1] 日常工作中，肩颈长期保持一个姿势易引起颈部肌肉僵硬，很多人喜欢将脖子绕圈或后仰来缓解脖子的疲劳，殊不知，这不仅不能改善颈部的疲劳，反而伤害颈椎。因为第一、第二颈椎间没有椎间盘，它们的特殊结构在本章"颈椎的解剖结构"中有介绍。因此，脖子后仰会对颈椎后侧产生压迫。

可以在其膝下放一个抱枕，将一毛巾卷紧放置颈椎处。教练坐在练习者头前方，双手用手指从第三胸椎起，向枕骨轻轻提拉牵引颈椎 5~6 次，见图 5-11 手法一拉伸颈部肌群。

手法二：在手法一提拉牵引几次后，教练双手将头轻轻托起拉伸颈椎后，将头向右转动后放下，从右侧胸锁乳突肌由下往上拨 3~5 次。左侧用同样手法放松（见图 5-12 手法二）。

手法三：教练站在练习者的右侧，右手抓住其右臂，左手从其右侧斜方肌的上缘往下缘拉。同样手法做另一侧，目的：放松斜方肌上缘。最后，将一条干净的毛巾放置练习者眼部，放松 5~6 分钟。（图 5-27）

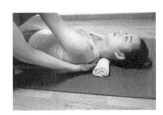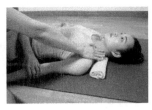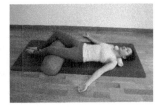

图 5-27　手法三

本章小结

1. 颈椎问题，每个人的起因都不尽相同，作为受过专业训练瑜伽教练，先对练习者进行询问和身体评估，了解其工作状态和生活习惯，再做适合其的练习计划。建议练习者在专业的瑜伽教练指导下进行练习，不建议自行看视频练习。

2. 办公室、电脑久坐、手机"低头族"是颈椎病第一杀手，瑜伽练习主要是疏通肌肉筋膜，加强关节灵活度，但只能缓解一时的疼痛。要想彻底解决颈椎问题，我们必须改变自己的工作和生活中不正确的坐姿。那么，工作和生活的习惯如何改变？

首先，日常工作和生活的坐姿要回归正常的脊柱生理曲线。其次，工作40min左右，尽量站起来走动5min，打开水或冲杯咖啡，给自己一个理由离开电脑，放松脊柱。最后，瑜伽理疗进行调理时，建议先进行一对一地私教课程练习，当病情得到缓解后，每周继续瑜伽2~3次练习。

3. 颈椎理疗分为四个步骤

步骤一，放松并激活颈椎周围肌肉。包括"呵"字呼吸、活化胸椎段和打开颈椎空间。

步骤二，颈椎拉伸。包括重塑颈椎生理曲线和颈椎正位。

步骤三，建立颈部四周肌肉力量。

步骤四，手法放松。正确坐姿，将颈椎回归正位是关键。

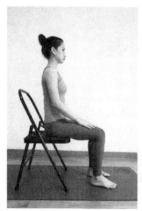 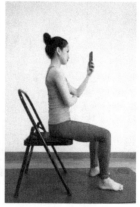

图 5-28　正确坐姿、正确看手机姿势

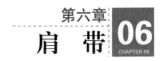

第六章
肩　带
CHAPTER 06
06

第一节　肩带的解剖特点

一、肩带的结构

所谓肩带，不仅是肩关节，更是解剖学与功能学意义上的一个整体，连接着上肢和胸部。这个整体我们可以称为肩带。

（一）肩带包括三个关节[1]

1. 肱盂关节

也就是连接肱骨和肩胛骨的关节。肱盂关节使肩关节可以前屈后伸、外展、内收、内旋、外旋。

2. 肩锁关节

肩胛骨和锁骨连接。功能是可以轻微活动。

---

[1] 肩带中还有一个肩胛骨与胸壁连接的很小的关节，但它不明显而往往被忽略。其可以使肩关节上提、下抑、外旋、内旋、外展、内收。

（1）肩胛骨。为三角形扁骨，贴于胸廓后外面，介入第 2 ~ 7 肋骨之间。有两个面（前面和后面）、三个角及三个缘。腹侧面或肋面与胸廓相对，为一大浅窝，称肩胛下窝，背侧面的横嵴称肩胛冈。冈上、下方的浅窝，分别称冈上窝和冈下窝。肩胛冈向外侧延伸的扁平突起，称肩峰与锁骨外侧端相接。上肢下垂时经肩胛骨下角所作的垂线为胸部标志线。

（2）锁骨。为圆柱形短骨，位于胸骨和肩胛骨之间，犹如拱形支架，从上方看，它呈现出斜体"S"形。锁骨的内端与胸骨相连，外端与肩胛骨相连。

3. 胸锁关节

胸骨和锁骨连接。功能是上提、下抑、轻微的前、后旋转。胸锁关节的作用是限制肩关节过度运动。

*胸骨　锁骨左右两侧的内侧端与胸骨相连。

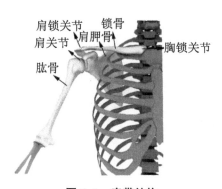

图 6-1　肩带结构

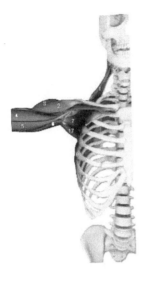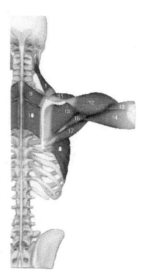

1. 肩胛提肌
2. 前三角肌
3. 侧三角肌
4. 肱二头肌（长头）
5. 肱二头肌（短头）
6. 喙肱肌
7. 肩胛下肌
8. 前锯肌
9. 小菱形肌
10. 大菱形肌
11. 棘上肌
12. 后三头肌
13. 肱三头肌（短头）
14. 肱三头肌（长头）
15. 棘下肌
16. 小圆肌
17. 大圆肌

肩胛骨与上臂肌肉

图 6-2 肩胛骨和上臂肌肉

图 6-1 来源：［美］瑞隆（Ray Long）著，［美］克里斯·麦西尔（Chris Macivor）绘图，《瑜伽 3D 解剖书 I：肌肉篇》，赖孟怡，译，北京联合出版社，2015 年 12 月第 4 版第 11 页。

图 6-2 来源：［美］瑞隆（Ray Long）著，［美］克里斯·麦西尔（Chris Macivor）绘图，《瑜伽 3D 解剖学 I：肌肉篇》，赖孟怡，译，北京联合出版社，2015 年 12 月第 4 版第 144 页。

（二）肩带的肌肉

肩带肌群分为两类。

（1）使肩胛骨与锁骨向胸廓运动的肌肉群

斜方肌、胸锁乳突肌、肩胛提肌、菱形肌、前锯肌、胸小肌、锁骨下肌。

（2）使肱骨向肩胛骨运动的肌群

肩胛下肌、冈上肌、冈下肌、大圆肌、小圆肌、背阔肌、肱二头肌、喙肱肌、肱三头肌长头、三角肌。

（三）肩带的其他组织结构

1. 肩关节的关节囊。

2. 肩关节的韧带包括喙肱韧带、盂肱韧带、喙肩韧带。

二、肩带的整体运动

肩带的整体运动分为两类[1]：其两个功能各自运动和共同运动。[2]肩关节是人体所有关节中最灵活的关节。

（一）肩关节在胸廓的运动

上提、下抑、外展、内收、旋内、旋外。

（二）上臂相对于肩胛骨运动有

屈、伸、外展、内收、旋外、旋内。

肩带运动幅度很大时，会影响到胸廓和脊柱的伸展。例如，肩关节屈时使脊柱后伸，胸廓扩张。肩关节伸时会使背部前屈且胸廓闭合。肩关节外展，引起背部向对侧屈，同时同侧的半胸廓扩张。肩关节内收使背部同侧屈且同侧半胸关闭。另外，肩带回旋带动胸椎回旋。

（三）胸锁关节的运动

后移、前移、上提、下降、轻微回旋。

---

[1]布朗蒂娜·卡莱·热尔曼.运动解剖书［M］.张芳，译.北京：北京科学技术出版社，2013：105-109.
[2]肩带能使上臂有很大的运动幅度和保护其良好的稳定性。

（四）上肢带在胸廓上的运动

上提、下抑、内收、外展、内环转、外环转。

三、肩带损伤的因素

（一）肩带损伤的病理改变

1. 肩带周围软组织损伤

例如，韧带、肌腱、关节囊的出现充血、水肿或渗出、增厚等。

2. 软组织损伤后

久而久之则发生筋膜黏连、纤维化、钙化等。

3. 关节退行性病变

例如，关节软骨退化、骨质增生等。

（二）肩带损伤的症状

肩关节痛又名肩周酸痛不适、漏肩风、肩关节周围炎[1]、五十肩，其肩关节功能障碍突出者又称为冻结肩。

---

[1] 肩周炎是以肩关节常见病症，肩关节周围的软组织炎性病变均可引起，主要表现在肩关节周围疼痛并伴随活动受限。我们的调查显示，有72%人有不同程度的肩周炎。肩周炎的发病期越来越年轻化，一般在35~50岁。

1. 肩关节疼痛症状

冻结肩、钝痛、钙化、肌肉萎缩、肩部牵涉痛、肩周区弥散的钝痛、放射性疼痛、肩周酸痛不适、易疲劳、怕冷。

2. 关节活动受限

（三）肩带损伤的原因

1. 肩部原因

（1）年龄：随着年龄不断增长软组织退行性病，对各种外力的承受能力减弱。

（2）职业：办公久坐，低头族、玩手机，长期保持不良的坐姿。

（3）缺乏运动或运动过度。

（4）肩部受外伤后固定太久，肩周组织继发萎缩、粘连。

（5）肩部急性损伤或牵拉伤后因治疗不当。

2. 肩外因素

（1）颈椎病、心脏、肺部、胆道疾病引起的肩部牵涉疼痛。

（2）因肩部疼痛长期不愈使得肩部肌肉持续痉挛和缺血而引发炎症性病灶。

第二节　肩带的瑜伽理疗

一、瑜伽容易引起肩带受伤的动作

1. 支撑动作

例如，侧斜板手抓脚式。（图6-3）

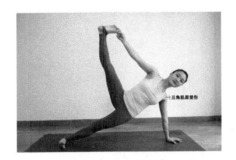

图6-3　侧斜板手抓脚式

2. 肩倒立

例如，头手倒立式，见图5-4头手倒立式。

二、瑜伽理疗方法与手段

（一）放松和激活

1. 抱枕胸廓呼吸

动作要领：练习者仰卧在抱枕上，脖子下垫一张卷毛巾，屈双膝，进行

完全式呼吸[1]。(图6-4)

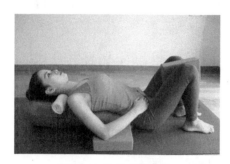

图6-4　抱枕胸廓呼吸

功效：启动膈肌，放松胸廓周围肌群。

2. 钟摆式

动作要领：练习者站在瑜伽砖上，身体前屈，手握一重物（哑铃或水杯）肩膀自然前、后摆动或划圈，犹如老式的吊钟自然摆动。(图6-5)

功效：增加关节润滑液。

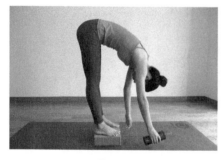 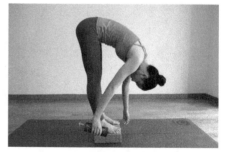

①向前　　　　　　　　　　　　②向后

图6-5　钟摆式

---

[1]完全的呼吸方法在第三章中"脊椎侧弯瑜伽理疗方法"做了详细介绍。

3. 活化胸椎

运用猫式系列方法激活肩带周围肌肉[1]。

（1）猫伸展式

动作要领：基本猫进入动作，吸气时，坐骨向后、向上伸直，胸骨向前、向上伸展，脊柱延伸，头顶向前伸。呼气时，坐骨回收，低头拱背眼睛看肚脐，胸骨推胸椎，肚脐推腰椎，反复练习约 5 次。（见图 2-8 猫伸展式）

注意：吸气伸展脊柱时，脖子向前伸而不是后仰[2]。

（2）高位猫

动作要领：从基本猫动作开始，双手杯型手支持在双膝前约 20cm 处，吸气时，坐骨向后、向上，同时胸骨向前、向上；呼气时，低头看肚脐，拱腰拱背。约 5 次。（见图 2-9 高位猫伸展式）

（3）肘位猫

动作要领：从基本猫动作开始，屈双肘支持，吸气时，右肘向外向上打开胸部；呼气时，回落。吸气时，左肘打开向外向上；呼气时，回落。约 5 次。（见图 2-10 肘位猫伸展式）

注意：伸直脊椎再扭转，而不是颈椎扭转，避免颈椎受伤；僵硬一侧多练习几次。

---

[1]本书以理疗为核心围绕身体亚健康问题而编写，从肩颈、胸部、腰椎到骨盆是脊柱整体，要解决疼痛问题必须围绕脊柱进行调理，因此，猫式系列动作均为每一章节理疗活化脊柱的手段。

[2]猫伸展式易犯错误是抬头后仰脖子。

（4）穿针引线

动作要领：从基本猫动作开始，吸气时，右臂向外向上打开胸腔，呼气时，右臂向下穿过左腋窝下，向外伸长，伸展肩背部。（见图4-8 穿针引线）

（5）骨盆划圈

动作要领：基本猫动作开始，骨盆右、前、左、后四个点划圈。反方向练习，约5次。（见图2-11 骨盆划圈）

注意：稳定住胸椎段和颈椎，骨盆一带划圈，激活骨盆带。

（6）胸椎段划圈

动作要领：基本猫动作开始，稳定骨盆和肩颈，胸椎段左、前、右后四个点划圈，反方向练习，约5次。（见图2-12 胸椎段划圈）

注意：稳定住骨盆和颈椎段，胸椎段划圈。

（7）肩部划圈

动作要领：动作要领：基本猫进入动作，双手打开有两个肩部距离，屈双肘，胸部接近地面，吸气，胸部从中间向右—送至右肩—右肩上起—送至颈椎（低头拱背）—送至左肩，呼气，回到胸部接近地面开始动作，在反向练习，反复练习数次。（见图2-14 肩部划圈）

注意：稳定住骨盆和胸椎段，用肩颈椎段划圈。

（8）半舰式变式

动作要领：练习者山式坐姿，屈双膝夹砖，双脚放置地面，双手分别抓住双膝，吸气时，立直脊柱。呼气时，拱腰拱背，低头看肚脐。将脊柱推向后方，伸展背部。这个动作对肩胛骨的肌腱膜炎有很好的伸展作用。（图6-6）

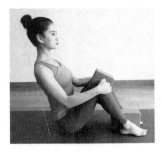 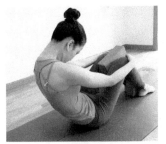

①吸气　　　　　　　　②呼气

图6-6　半舰式变式

(二) 肩部肌肉拉伸

肩部疼痛点多而广，不同疼痛点起因不同，我们针对肩带不同问题，分别进行分组练习。

1. 解决冈上肌膜炎问题 [1]

仰卧投降式开肩系列。

练习者躺在放有两个瑜伽砖的多功能抱枕上 [2]，屈双肘合掌，大小臂成90°。

(1) 双肘开合

动作要领：仰卧在多功能抱枕上，肘关节保持90°并拢，吸气时，90°打开双肘尽量碰触地板；呼气时，保持90°合掌合肘。（图6-7）

功效：灵活肩带关节，激活肩带肌群。

---

[1] 冈上肌膜炎持续时间很长也比较难调整，它的病发症与情绪、疲劳有很大关系。建议患者平时备两个筋膜球，疼痛时把筋膜球放置疼点仰卧在垫子上，屈双膝蹬地，利用筋膜球的上下滚动推压黏连的筋膜，可以解决一时的疼痛。
[2] 两个瑜伽砖一个垫头一个垫背部，垫头的砖横着放，垫背的砖竖着放。

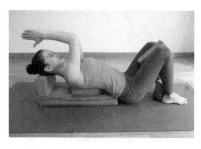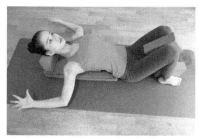

图 6-7　双肘开合

（2）双肘划圈

动作要领：仰卧在多功能抱枕上，双手放置肩峰，吸气时，双肘向前、向上，呼气时，向下、向前划圈，双肘向下画圈时，尽量沿着地面滑行。加大肩关节运动幅度；也可以直臂划圈。（图 6-8）

功效：灵活肩带关节，激活肩带肌群。

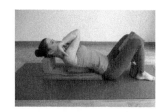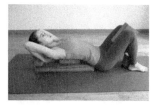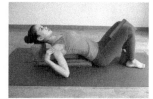

图 6-8　双肘画圈

（3）双臂投降式

动作要领：仰卧在多功能抱枕上，吸气时，双臂上举。呼气时，屈肘下拉，将双肘尽量的靠近两侧肋骨，肩胛骨用力向下发力。（图 6-9）

功效：加强肩袖肌群力量。

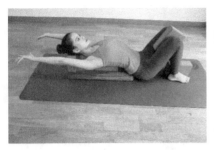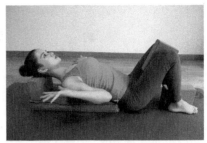

图 6-9 双臂投降式

（4）伸拉胸小肌

动作要领：仰卧在多功能抱枕上，右手握弹力带，左脚固定另一侧弹力带。吸气时，右臂向肩上方斜 45°拉伸。呼气时，右臂向左腿方向斜下 45°返回，反复练习数十次；也可以加上弹力带拉伸。（图 6-10）

功效：发展胸小肌力量。

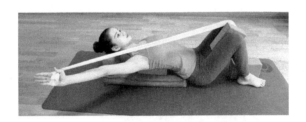

图 6-10 拉伸胸小肌

（5）肩臼上推下压

动作要领：仰卧在垫子上，上举双臂，双手掌向上，吸气时，肩胛骨发力上推，尽量让肩部远离砖；呼气时，肩部下压。（图 6-11）

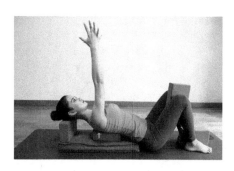
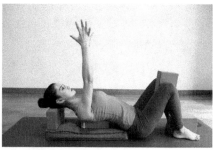

图 6-11　肩臼上推下压

(6) 肩臼抗阻

动作要领：仰卧在垫子上，吸气时，双肩向上推，使肩膀离开瑜伽砖，呼气时，双肩压下瑜伽砖，利用瑜伽砖按摩。教练用手压在练习者掌心上与练习者抗阻练习。(图 6-12)

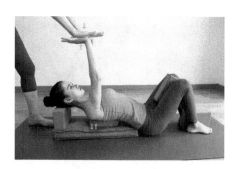

图 6-12　肩臼抗阻

注意：每一个动作练习都要最大幅度划圈，划圈时肘或手尽量碰到地面。利用瑜伽砖按摩肩背部：仰卧利用筋膜球滚动，推压疼痛点。(见图 4-7)

2. 解决上臂疼问题

以下这组练习对肩臼炎、肩带黏连，三角肌损伤、前锯肌紧等肩肘功能受阻，加大关节灵活度，减轻疼痛有很好的康复作用。

（1）猫式臂前伸

动作要领：基本猫进入动作，吸气时，右臂沿着耳朵向头顶伸出；保持 5 次均匀呼吸。对于肩紧的练习者而言，这个动作比较难以伸直，可以把手臂放低。（图 6-13①前伸）

（2）猫式臂上举

动作要领：基本猫进入动作，吸气时，右臂向右上方打开，右肩背部发力向上带起；保持 5 次均匀呼吸。呼气时，回落。（图 6-13②上举）

（3）猫式臂划圈

动作要领：基本猫进入动作，手臂伸直向前、向上、向后、向下，尽量用肩膀带动转圈。（图 6-13③画圈）

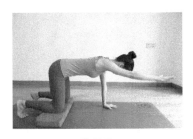 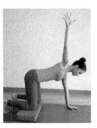 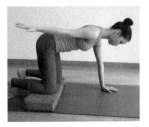

①前伸　　　　　　②上举　　　　　　③画圈

图 6-13　猫式臂划圈

（4）三角式臂划圈

动作要领：从三角式进入动作，吸气时，右臂用肩膀发力向后、向下、向前、向上画圈，反复练习数次。（图 6-14）

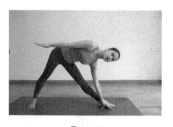 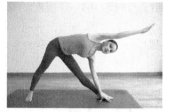 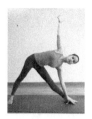

①向后　　　　　　②向前　　　　　　③向上

图 6-14　三角式臂划圈

（5）双角式臂划圈

动作要领：双角式进入动作，吸气时，右臂从肩部发力向前、向上、向后、向下划圈。（图 6-15）

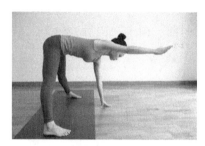 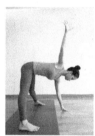 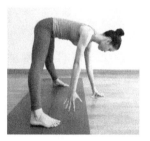

①向前　　　　　　②向上　　　　　　③向下

图 6-15　双角式变式臂划圈

注意：由于腘绳肌的僵硬，很多练习者无法完成双角式，那么我们可以用瑜伽砖垫高支撑手臂或屈双膝来完成。切记，不可以屈腰代偿，避免腰椎损伤。

（6）利用筋膜球滚压三角肌疼痛点，缓解疼痛（图6-16）

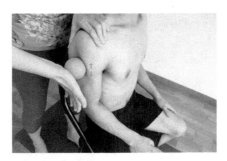

图6-16　筋膜球滚压三角肌疼痛点

3. 解决肩内扣问题

肩内扣的原因在于胸小肌过紧，背部肌群无力。首先，利用手法和筋膜球推开胸小肌的筋膜。其次，再做抗阻练习，加强胸小肌力量和背部肌群力量。

（1）手推胸小肌筋膜

动作要领：用指腹推胸小肌的筋膜，放松胸小肌。[1]（图6-17）

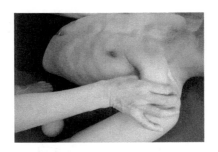

图6-17　指腹推胸小肌筋膜

---

[1] 练习者刚开始使用筋膜球会感到被推的肌肉疼痛，请放心，这是一个好的现象，因为在筋膜上有很多扳机点形成小结，通过筋膜球的推压，扳机点被慢慢拨开，疼痛点也慢慢地消除。

（2）墙面斜上45°、斜下45°拉伸和抗阻

动作要领：练习者右侧站在墙边，右腿弓步，右手放在墙斜上放45°，左手放置左髋，吸气时，立直脊椎；呼气时，身体向左扭转，拉伸右侧胸小肌。练习5次（图6-18）。再将手放置斜下45°，同样次数练习。也可以做钟点式进行抗阻拉伸练习[1]。（图6-19）

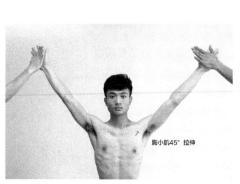

图 6-18　斜45°胸小肌拉伸和抗阻　　图 6-19　钟点式拉伸抗阻

（3）双侧抗阻

动作要领：先拉伸胸大肌，再进行抗阻增强胸大肌力量。教练站在练习者的左右，用手与练习者进行抗阻。（图6-20）

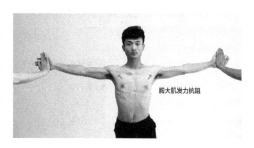

图 6-20　双侧抗阻

（4）鸟王式手拉伸抗阻

动作要领：山式站立，左臂下右臂上双臂互抱，双手尽可能地抓住肩胛

---

[1]钟点抗阻练习法：抗阻手臂从时钟的7点方向开始拉伸后抗阻几次后，手臂向9点处再拉伸抗阻，再向11点练习，以此类推直至12点处。这个练习方法能多角度灵活肩带。

骨，使双肘尽量交叉。左小臂扣紧右大臂，左小臂向内右小臂向外，双臂缠绕，双手掌心相贴，拇指对着自己，小指对外，先拉伸再抗阻。鸟王式完成后，左臂将右臂向左侧拉紧，右肩再进行反抗阻。（图6-21）

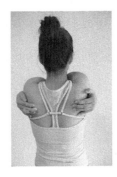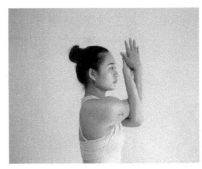

图6-21　鸟王式手抗阻拉伸

（5）大拜式拉伸

动作要领：屈双膝俯下，双肘下垫上抱枕，吸气时臀部抬起，大腿垂直于地面，屈双臂，小臂上举合掌，呼气时坐骨向后，肘向下，慢慢拉伸肩袖肌群。也可以加大难度，双手掌根持一块瑜伽砖。（图6-22）

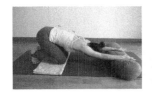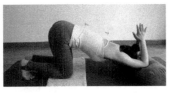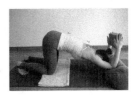

图6-22　大拜式拉伸

注意：双肩循序渐进的随呼气轻柔下压，不可操之过急。拉伸适度，练习者有拉伸的舒服感；避免肋骨外翻。

（三）建立肩带力量

瑜伽中，无论哪种肩部力量练习方法，都要遵循"正位"原则，也就是说，每个力量练习都必须在打开脊柱空间，保持脊柱和骨盆正位后再进行。

以下练习中动作1、2、3，均从俯卧开始：屈双肘，双手掌放置双肩下，额头放置地面。双脚脚趾竖起，足弓用力向大腿方向吸，脚趾和脚跟蹬墙，大腿前侧肌肉向大腿根提，启动大腿四周肌群。这时膝盖面离开地板，臀肌向脚跟放松，头向前顶，脊柱上下拉长是为了创造脊椎空间。

1. 俯卧启动肩袖肌群

动作要领：俯卧在垫子上，吸气时，额头和双手离开地面约5cm，眼睛看额前地面；呼气时，从第七颗胸椎到枕骨的整个上背部向上抬起，胸骨离地。均匀呼吸保持动作直至极限。呼气时，回落（图6-23）。鳄鱼式放松。（见图4-6 鳄鱼式呼吸)[1]

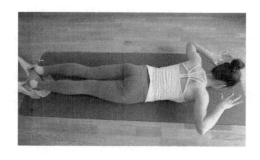

图6-23 俯卧启动肩袖肌群

---

[1]鳄鱼式放松：俯卧，双手掌重叠放置额下，双腿打开与肩同宽，双脚跟相对，脚趾朝外，均匀呼气。

2. 俯卧投降式

动作要领：吸气时，额头离开地面约5cm，眼睛看地面，双臂向头顶方向伸直；呼气时，肩袖肌群发力双肘拉向两侧腰，背部抬起。保持5次均匀呼吸。吸气臂伸直，呼气屈肘下拉，反复练习数次。（见图5-23俯卧投降式）

3. 蝗虫式变体

动作要领：吸气时，额头离开地面约5cm，双臂向头顶方向伸直，保持这个动作直至极限；呼气时，回落，鳄鱼式休息。（见图2-25蝗虫式变体）

注意：以上三个动作肩胛骨下拉，使脖子拉长远离耳朵，头保持正位，头顶向前顶，请记住不可以抬头，以免挤压颈椎。

4. 蛤蟆式

动作要领：练习者从大拜式进入，双臂打开约70~80cm，臀部抬起，屈双肘，小臂垂直地面，双侧肩胛骨用力向脊柱靠近，吸气时，胸部沿着地面缓缓向前滑出，滑至肩部超过手支撑点；呼气时，原路慢慢返回。反复练习数次。（图6-24）

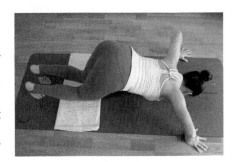

图6-24 蛤蟆式

功效：加强肩带肌群力量。

注意：这个动作对双侧肩胛骨内缘疼痛有显著疗效，但是不太好掌握正确发力点（肩胛骨发力），需要练习多次才能体会这个动作给肩背部带来轻松舒适之感。

5. 四柱变式

动作要领：利用瑜伽砖，进行四柱练习，将一个瑜伽砖横放在两侧髂骨之间，另一个瑜伽砖竖放在胸骨的剑突至肚脐处，屈双肘90°，双手放置左右腰，小臂垂直地面，大臂平衡地面，吸气时，核心发力，骨盆和腹部离开瑜伽砖，保持数秒。呼气时，回落休息。（图6-25）

功效：建立前锯肌力量，前锯肌无力也是导致肩内扣问题主要因素。

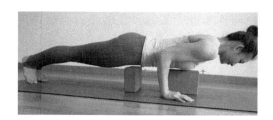

图6-25　四柱变式

注意：核心发力包括腹部、背部、骨盆、胸部，躯干如同盒子四周同时发力。

（四）主动式放松[1]

1. 猫式脉动

动作要领：从大拜式进入，吸气时，臀部离开脚跟，肩膀移至双手支撑点；呼气时，坐骨向后，臀部坐在脚跟上回到大拜式，如此反复练习数次。

---

[1]主动式放松：指练习者通过某些针对性的动作进行自我练习，促进肌肉伸展达到放松目的。

（见图 3-3 猫式脉动）

功效：拉伸肩袖肌群。

注意：尽量拉伸背部，杯型手竖起，腕关节前推，同时臀部向后拉伸，形成捔抗。

2. 上犬式脉动 （图 6-26）

动作要领：从大拜式进入动作，吸气时，臀部慢慢离开脚跟，随着吸气时，从骶骨开始由下往上，脊柱一节一节被推起，拱背低头。呼气时，核心控制身体，从骨盆开始将脊柱一节一节慢慢下落，当呼气结束时刚好脊柱落至颈椎来到上犬式。犹如熨斗般将脊脊椎由下往上一节节熨起，再一节节回落。从下犬式返回，吸气时，从颈椎开始由上至下拱脊柱；呼气时，腿回到大拜式。反复练习数次。

功效：激活脊柱，放松背部肌群，缓解疼痛。

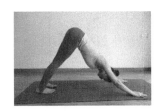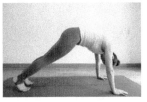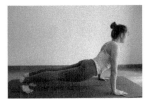

图 6-26 上犬式脉动

3. 下犬式拉伸

动作要领：从大拜式进入，吸气时，臀部离开脚跟，坐骨向后上方推，双臂伸直打开腋窝，头顶向手指方向伸，形成捔抗，拉伸脊柱。（见图 1-39 下犬式）

注意：脖子在正位线上，肩袖肌群向坐骨拉伸。

4. 滚垫

动作要领：坐在垫子前端，双手环抱双腿，低头拱背，吸气时，团身向后滚垫，臀部抬高，呼气时，启动核心，向前滚坐起。（图 6-27）

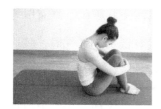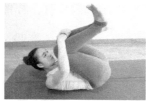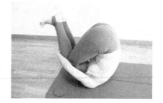

图 6-27　滚垫

注意：滚动时，双臂抱腿团身要紧，团身越紧越容易坐起。

（五）被动式放松[1]

肩部放松手法与颈椎的放松手法相同。见第四章的颈椎放松手法。

本章小结

肩带问题瑜伽理疗步骤可以归纳为五个步骤。

步骤一：

呼吸放松：包括抱枕胸廓呼吸和钟摆运动，呼吸是为了先让练习者放松

---

[1] 被动式放松：指练习者在教练的手法帮助下，进行按摩对肌肉进行放松。

在此基础上做肩带的钟摆练习，其目的是增加肩关节的润滑剂，为后面的练习将该肩关节预热。

步骤二：

活化胸椎段的脊柱：包括猫式系列的脊柱前、后、左、右伸展，打开胸腔。

步骤三：

肩带周围肌肉拉伸：分别对冈上肌问题、三角肌问题、肩内扣问题进行针对性肌肉拉伸。

步骤四：

建立肩带肌群力量：先在肩袖肌群的拉伸基础上再建立力量；胸小肌和前锯肌的紧张和无力是扣肩和驼背的主要原因。

步骤五：

放松阶段：包括主动放松和被动放松，主动放松是自己通过对肌肉伸展达到积极修复作用；被动放松是通过其他人对肌肉按摩推拿进行放松。

往往颈椎有问题的人，肩带也会伴随着出现问题。因为，人体是一个整体，一旦身体出了问题，就会从某一个关节先呈现出来，其他关节问题也随之而来。如前所述，我们的瑜伽理疗只能缓解或改善疼痛。坚持瑜伽一段时间，疼痛会慢慢消失，但是，人的惰性往往占据上风，无法坚持瑜伽习练。那么，练习者停止一段时间习练瑜伽后，之前的疼痛又会回来。因此，我们要将瑜伽列入日常生活和工作中，坚持不懈，成为一种习惯，成为生活不可缺失的一部分，最重要的是必须改变我们日常不良习惯，如电脑前不正确的坐姿，沙发上懒人坐姿及玩手机姿态等。

参考文献
REFERENCES

[1] 瑞隆. 瑜伽解剖学［M］. 4 版. 赖孟怡，译. 北京：北京联合出版社，2015.

[2] 布朗蒂娜·卡莱·热尔曼. 运动解剖书［M］. 张芳，译. 北京：北京科学技术出版社，2015.

[3] 雷斯利·卡米诺夫，艾米·马修斯. 瑜伽解剖［M］. 沙朗·埃利斯，绘. 黄海枫，译. 北京：人民邮政出版社，2016.

[4] 雷斯利·卡米诺夫. 瑜伽解剖学［M］. 王启荣，刘晔，译. 北京：人民体育出版社，2009.

[5] 乔·安·史道格−琼斯. 腰肌解剖学［M］. 沈兆喆，邱先梅，译. 北京：人民邮政出版社，2018.

[6] 简·约翰逊. 体态评估操作指南［M］. 陈方灿，江昊妍，译. 天津：天津科技翻译出版有限公司，2017.

[7] 简·约翰逊. 拉伸治疗操作指南［M］. 林永佳，陈方灿，译. 天津：天津科技翻译出版有限公司，2017.

[8] 蒋心萍. 运动解剖学实验与学习指导［M］. 桂林：广西师范大学出版社，2014.

[9] B. K. S 艾扬格. 艾扬格瑜伽［M］. 莫慧春，译. 王冬，审译. 北京：北京联合出版公司，2015.

[10] 李世昌. 运动解剖学［M］. 3 版. 北京：高等教育出版社，2015.

[11] 汪华侨. 功能解剖学［M］. 3 版. 北京：人民卫生出版社，2018.

[12] 张蕙兰，柏忠言. 蕙兰瑜伽——气功与冥想［M］. 北京：人民体育出版社，1986.